ひとマネでない経営

NYテロ後、世界の耳目を集めた「安全」の興研

『財界』編集部［編］

財界研究所

はじめに

興研という会社は研究開発型企業である。社長の酒井眞一郎氏はいわゆる二代目社長だが、起業家精神あふれる創業者タイプの経営者である。

戦後の経済復興時、鉱山や造船所で働く作業員の健康を守るための防じんマスクの開発から同社は出発する。以来、ずっと縁の下の存在であった。

本書の帯文に、「興研という会社を知っていますか?」と記したのも、世の中に有用な製品を苦吟して創り出してきながらも決して表に出ず、ずっと縁の下の存在としてやってきているからである。

しかし、一歩この会社の中に入ると、非常にみずみずしい空気を覚える。そこには、「安全とは何か?」を戦後五十余年ずっと考え続け、そして人が生きるうえで、リスクとは何かについて考え抜いた経営があったからである。

「安全とリスク」は人の根幹に関わるものである。「水と安全はタダ」とこれまで考えられてきた日本国内にあって、これだけ真摯に「安全」を考えてきた企業があっただろうか——。

興研はまた、人を大事にする会社としても知られる。グローバリズムの波が押し寄せる中、欧米流を真似するのではなく、「強い人、稼げる人が、弱い人の手を引きながら進む」という酒井氏の人事哲学である。よその国や他人の真似事をするのではなく、自らの頭で考えるという基本ポリシーが安全に関する創造型製品を次から次に世に送り出す元になっている。酒井氏は常に現場に立ち、現場の発想からスタートする経営者である。

このような企業がある限り、日本の産業界は心強い。縁の下の存在を世の中に引っ張り出そうと思ったのも、こうした理由があったからである。

百万人といえども、我れ往かん――。研究開発型企業の興研を率いる社長・酒井眞一郎氏の生き方を見ていると、こういう印象を受ける。

一つの物事を始めるとき、ことに行政の規制や社会の慣習によってがんじがらめにされてきた日本では数多くの壁が立ちはだかっている。しかし、敵が百万人いようと、社会に役立つ製品を送り出すのだという強い気迫と信念が経営者には求められる。

二〇〇二年五月

『財界』主幹　村田博文

ひとマネでない経営——目次

I
安全から日本を見ると

1 地下鉄サリン事件が教えてくれるもの

「オウム真理教がサリンを撒きました！今警察も自衛隊もてんやわんやです」

東京・千代田区四番町にある興研の社長室に、特需ディビジョンの秋山俊雄マネージャーが飛び込んで来た。

社長の酒井眞一郎は慌てて社長室にある小さなテレビをつけた。めったにスイッチを入れられることのない一〇インチほどの小さなテレビだが、その日はこの小さなテレビがフル稼動することになった。

一九九五年三月二〇日の朝のことである。

霞ヶ関を通過する日比谷、千代田、丸の内線の三路線の五本の電車に毒ガス「サリン」が撒かれたのだ。

実は、酒井たちは極秘裏に警視庁が陸上自衛隊から防護マスクを借り受け、何かをしそうだということを知っていた。

興研の特需ディビジョンのメンバーが自衛隊の駐屯地に呼ばれて、初めて防護マスクを見る警視庁の警察官にマスクの使用法について説明をしていたからである。

酒井は何らかの手入れがあるな、と想像していた。その矢先のサリン事件勃発だった。

画面では被害を受けた人々が逃げ出してきて、聖路加病院などに担ぎ込まれているシーンが映し出されていた。まさにパニックの情景の連続である。

どのくらいの時間が経っただろうか、次に映し出された映像に向けられた酒井の目は涙でかすみ、その涙が頬を伝って流れていた。

陸上自衛隊第１０１化学防護隊が興研のマスクをつけて、オウム真理教が撒いたサリンの除洗をするために、地下鉄駅構内に飛び込んで行ったのである。

「よくぞまあ私達の製品をここまで信頼して、何の疑いもなくそこに飛び込んで行っていただいた」

酒井の涙の理由だった。

酒井たちは「一つ間違えれば人の命を奪ってしまう」と、心血を注いでマスクを造ってきた。

しかし普段は産業の〝縁の下の力持ち〟的存在で、めったにマスコミなどに登場することなどない。とりわけ日陰の存在と考えられていた自衛隊用の防護マスクが、テレビニュースで何回も何回も登場するなど考えてもみないことだった。その日陰の存在が、世間の注目を集めた瞬間だった。

マスクというものを見慣れない一般の人々にとっては、異様な恐ろし気な物に見えたかもしれない。その恐ろし気な物体が隊員達の命を守り、社会を守ったのである。

「造っていて良かった」メーカーなら誰しもが思う誇らしげな瞬間だった。

もし自衛隊がこのような装備を持っていなかったならと考えると、その光景は想像にあまりあるものがある。しかしそれは、あながち夢想ともいえないものがあった。

NBC（Nuclear Biological Chemical Weapon）とかCBR（Chemical Biological Radiological Warfare）という言葉が世間に認知されたのは、実はこの地下鉄サリン事件からである。

自衛隊は生物化学兵器に対する準備として、防護の研究を怠ることなく続けていたが、これを公表することはほとんどタブーに近い状態といってよかった。

この事件で自衛隊員がかぶっていた「防護マスクⅣ型」は、自衛隊がデザインを国産技術で行なった初めてのマスクだった。

それまでのマスクは国産品とはいえ、アメリカのマスクのデッドコピーに近いものだったので

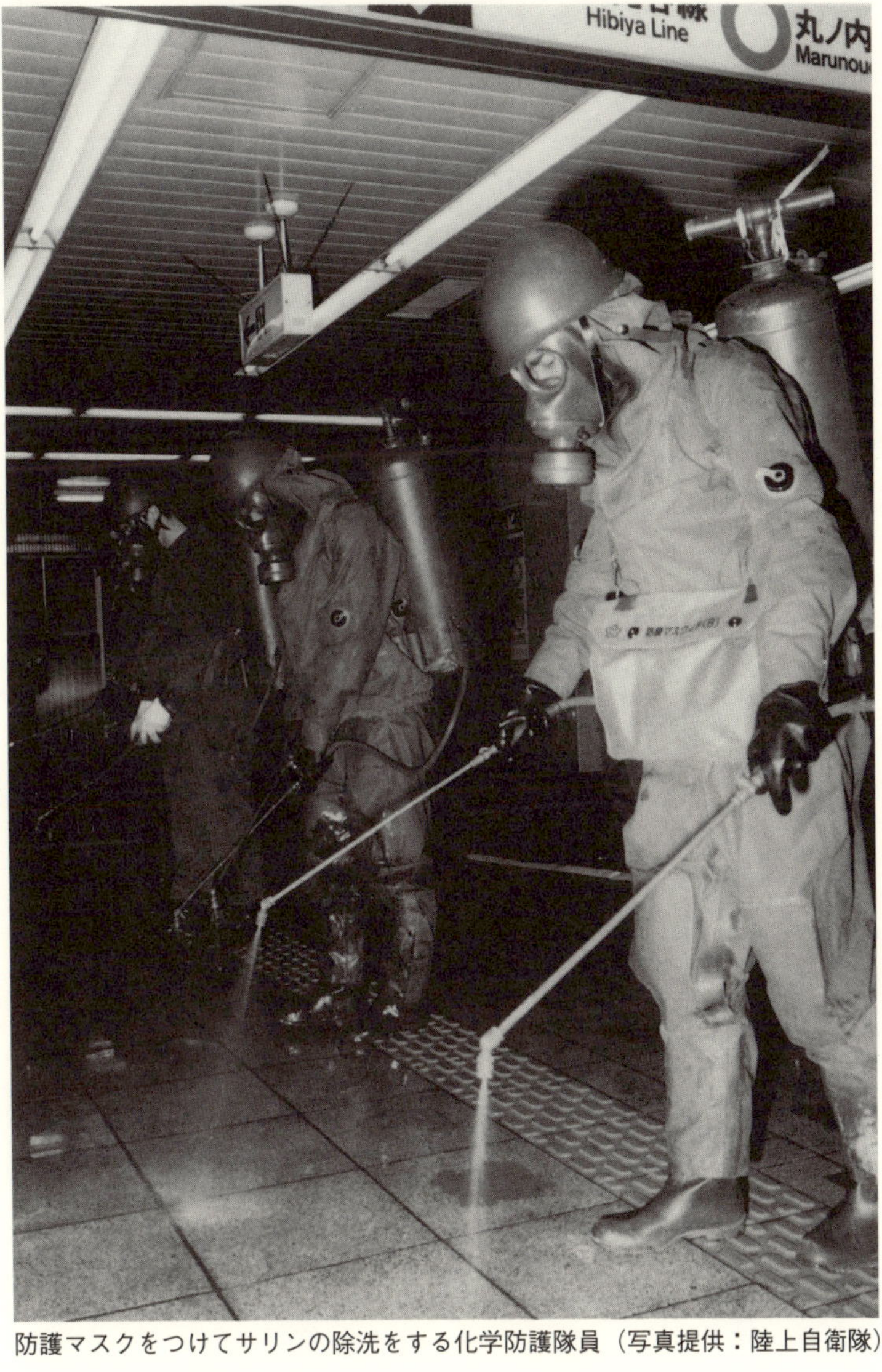

防護マスクをつけてサリンの除洗をする化学防護隊員（写真提供：陸上自衛隊）

ある。

この事件を遡ること一九年前の昭和五一年、防衛庁の技術研究本部から二人の自衛官が興研の研究所を訪れた。当時興研は「Ⅲ型防護マスク」の入札資格を持ってはいたが、実際に納入したことはなく、この自衛官の訪問も非公式のものだった。

当時、興研には菊山弘道という、入社ほやほやの若い研究者がいた。彼は東海大学の井上研究室でハロゲンガスによるマスクのリークテストの研究をし、卒業後入社してきたのである。

井上研究室での研究内容を知って興研を訪問してきた二人の自衛官は化学の専門家で、現在使っている「Ⅲ型防護マスク」やＮＡＴＯで使われているマスクが、顔面との間でどのくらい洩れを生じるのかを知りたいと考えていたのである。

飯能研究所の宿泊室を一つ潰し、押し入れをシールして実験チャンバーに改造して、その中にハロゲンガスを一〇〇〇ｐｐｍほどになるまで注ぎ、マスクの面体の中に洩れてくるハロゲンガスの量をカラムに工夫を凝らしたガスクロマトグラフで連続計測した。

その結果、Ⅲ型防護マスクはフィットをとるために隊員に大きな負担を強いている点で問題があることが判明した。もちろん、それまでも自衛隊は催涙線香などを使ってフィットテストを行なっていたので、Ⅲ型マスクにこうした問題があることは分かっていたのだろう。しかしどんな装着をしたら定量的にどれだけ洩れるのかは、この実験で初めて知ることになった。

この訪問こそ、「Ⅳ型防護マスク」を純国産技術で開発させる契機となったものだった。

最初に目標としたのはＮＡＴＯ軍のマスクだった。

その目標をめざして興研と既実績メーカーとの間で開発競争が行なわれた。第一次試作、第二次試作、実用試験の計六年間にわたる試作と評価の結果でき上がったのは、ＮＡＴＯ軍のものとは似ても似つかない、全くオリジナルな純国産マスクだった。もちろん、そのすべてが興研が提案し、試作したものであった。

この開発競争で、興研は初めて自衛隊に防護マスクを納入することになった。新しいマスクは隊員たちの間で何度もその性能の良さが確かめられ、洩れのないことが確認されていたのである。だからこそ隊員たちはまったく躊躇することなく、現場へ飛び込んで行ったのだ。それにしても、隊員たちが実ガス雰囲気に入るのは初めてのことである。それだけに強い使命感がなければやれなかったに違いない。

一方で、日本人にとっても生物化学兵器に対する防護は必要であるということを、この事件は一般の人たちにいやというほど思い知らせることになった。

その意味でオウム真理教は大きな貢献をしたのかもしれない。

実はこの地下鉄サリン事件はアメリカで大きく取り上げられて、化学兵器がテロに使用された最初のケースということで、アメリカ市民に大きな衝撃を与えた。

これにひきかえ、日本のマスコミの扱いは、オウムの異常な人間たちの方に向けられ、一般的なテロという発想には結びついていなかった。テロというものに対する日米間の大きな感覚の差を感じざるを得ない。

この事件のニュースを見ていて、酒井は奇妙なことに気付いた。すなわち東京の地下鉄がほとんどすべて霞ヶ関・大手町を通過しているということである。この日本の中心地へすべての地下鉄が通じるということが、日本の体制そのものを表わしているように思えた。この地域の機能を奪ってしまえば日本はたちまち崩壊してしまう。麻原彰晃は鋭くもそれを見抜いていたように酒井には思えたのである。

「その麻原率いるオウム真理教は、極めて国家に近い組織を作っていたと言われています。

彼らの組織は○○省、△△省などと呼ばれ、役割別に編成されていました。何だか笑ってしまいますが、当人達は大真面目だったのでしょう。国家の体制を真似ていたのです。だとすれば日本国はオウム国家の敵であったわけです。敵なら敵の弱点を鋭く突く、オウム真理教は私達にそのことを強く教えてくれました。これがオウム国家というような小さな敵ではなく、もっとちゃんとした軍隊を持った敵だったらどうだったでしょうか。日本という中央集権国家が極めて安全上もろい状態にあると彼らは教えてくれたのです。

敵国の攻撃ばかりとは限りません。例えば巨大な地震がこの霞ヶ関の地域を襲ったとしたらどうなるでしょうか。永田町を含めてこの近辺に一極集中している日本は、国家を運営する全ての人材を失い、立ち上がっていくのに長い時間を要することとなるでしょう。

化学防護隊が霞ヶ関駅をサリンから守ったように安全を守るということは、リスクを想定して普段からそれに備えなければなりません」と、酒井は語る。

「水と安全はただである」というのはイザヤベンダサン（＝山本七平）が『日本人とユダヤ人』の中でいみじくも語った言葉だが、われわれ日本人は、目をつぶっていれば危険は来ないと思い込もうとしてきたのではなかったか。もちろん誰もそんなことが正しいとは本音では思っていない。特に最近は水も安全も相当危ないと感じ始めている。

しかし、危険が目の前になければ、あえてそれを口に出したり、あえてそれを考えようとすることをただ避けてきたのではないか。

昔から日本人にとってもっとも危険な災害は地震と台風であった。昔の日本人にとってこの二つは予測することも不可能だし、またじっと我慢してその場を何とかしてしまえば、すぐに平穏がまた戻ってくるという、一過性のものだった。

起きるまでは考えない、起きてから必死になってそれに対応する。こうして日本人の本性に、安全に対して、受け身だけの考え方が根づいてしまったのかもしれない。

「安全屋の私から見ると、地下鉄サリン事件はあまりに肥大化した一極集中を何とかしなければ再びもっと大きな災害をもたらすぞという警告だったと思えてしまいます。神戸では大地震で一〇〇万人の人が被災しました。

この時に日本人の示した態度は、外国の人達からも大いに賞賛されるほど立派だったと思います。被災地に暴動や略奪が起きることはなく、いくつかの例外を除いて盗難もなく、皆が冷静に振る舞い、多くのボランティアが参加し復興に力を尽くしました。

日本中から多額の寄付金が寄せられました。

しかし、もしこれが東京だったとしたらと考えると、絶対大丈夫といえるでしょうか。一億の民は一〇〇万人に対して手を差し延べることはできるかもしれません。しかし被災者が一〇〇〇万人に対してとなると、その負担は限界を超えてしまいそうです」と、酒井。

しかし地下鉄サリン事件が酒井を考え込ませてしまったものは、もっともっと深刻なもう一つの不思議だった。

教祖の麻原彰晃なる人物は、いかにもいわくのありげな特異人物に見えたのだが、彼の手先となった幹部たちは早川紀代秀、上祐史浩、村井秀夫、遠藤誠一、井上嘉浩など皆ごく普通で、とても非常識な人物とはとても見えなかった。しかも学歴からみても才能からみても、かなり高度な人たちの集まりのように見えたのだ。人材のあり余っている大企業ならいざしらず、中小企業ではこの程度の人材を集めることは簡単ではない。

「こんな奴らが当社にいてくれたらなぁ」酒井は本気でそう思ったという。

何故こうした人材がオウム真理教などという団体に入り、殺人まで平気で行なってしまうのか。カルトというものの摩訶不思議さを解説してくれる人はいたが、京大出の、いかにも人の良さそうな村井の顔をまじまじと眺めて見ると、酒井にはそれが納得のいく解説には思えなかった。村井は結局殺されてしまった。おそらく本当のことを喋ってしまいそうだと思われたのだろう。そんな人の良い、気の弱そうな性格の彼がオウムというカルトの最高幹部にいたのは何故なのだろうか。

麻原彰晃は彼らを催眠術にかけたのかもしれない。マインドコントロールという言葉が突然一般語になった。

それが催眠術であろうがなかろうが、彼らは夢を見たのだ。

「『麻原彰晃ならきっと自分の気持ちを分かってくれる。自分の理想を達成してくれる』『素晴らしい輝かしい夢を』と彼らが思ったのだと仮定してみると、彼らの生き生きとした顔が理解できます。彼らは希望を持って集団に属していたことでしょう。それは裏返せば、彼らがこの現世で麻原以上の夢を与えてくれる人物を見つけられなかったことの証ではないか。私の頭にそんな考えがよぎりました」と、酒井。

このような事件を起こし大量殺人まで行なっても、今なおオウムに夢見る若者がいるのは普通の人には不思議以外の何物でもない。

実際、渋谷に行くと〝不思議な若者〟がたくさんいる。彼らが奇抜なファッションをしていることを問題にする必要はないが、「アメリカの大統領は誰？」などと質問されようものなら「えっ、誰？　リンカーン？　えーえー分かんない！」と答える。もちろん日本の首相など知るよしもない。彼らの関心はグルメ、ファッション、音楽、セックスだけなのではないかとさえ思える。

義務教育がどうしてこういう若者たちを生むのかは、改めて議論すべき問題だが、彼らに凶暴性がないことに、まずは感謝しなければならないだろう。

いずれにしても、安全を保つということは、非常に大変なことである。一億の中に一〇〇〇人の狂った人間がいたら、そしてそれを制御するメカニズムがなくなったら。

事件は社会の歪みをすべて映し出す。

大人たちがこうした若者に本当の希望を与えられなければ、世の中はいつまでも安全に保たれていくという保証はないのである。

「安全が損われた時、そこには深層にその何百倍の社会の歪みが存在しています。ハインリッヒの法則というのがあるそうです。『一つの重大事件の前には二九の小事件があって、その前には三〇〇のヒヤッとしたりハッとした経験がある』というものだそうです。二九とか三〇〇というのは大した意味ではないと思いますが、氷山の一角であることは確かです。もっと大きな危険が発現する前に、早めの手立てを行なわないといけません。

社会の構造に、思考に、システムに、鬱積した歪みが横たわっているに違いありません。『安全を考えると社会の問題点が見えてくるように思われる』そんなことをこの事件は私に考えさせてくれました」と、酒井はサリン事件を振り返る。

2 ニューヨークテロ事件

二〇〇〇年一一月、開発部第二セクションのリーダー小野寺良介は、できたばかりの強酸性水温水シャワーの発表をしていた。

興研では月一回、自分の研究テーマが一段落した人間が、その成果を発表する仕組みになっている。よほど機密性の高いテーマでない限り、この発表が自分の研究や開発を示すファーストステージとなる。

多くは辛辣な批判、そしてときには、目を覚まされるような建設的意見を同僚から浴びることになる。

その日、小野寺は散々であった。

「そんなものじゃ緊急時に間に合わないじゃないか」

「それは全然目的が違う」

「温水になった時の塩素イオン濃度のデータがないではないか」

　等々の批判が相次いだのだ。

　こうした批判に自信をなくした訳ではないだろうが、小野寺は発表の最後に
「営業からの要請もあり、温水シャワーの開発はここでいったん止めて、別の開発をしたいと思いますが」

　と言って締めくくった。

　ところが、それを聞いた途端、酒井が烈火の如く怒り出した。

「何を言っているんだ！そんな営業の要求に応えてそれがどれだけ売れるか知らないが、世の中には代わりがいくらでもあるじゃないか。強酸性電解水の温水シャワーは当社にしかないんだぞ」

「もしエボラ出血熱とかその他今までなかった細菌やウィルスが人類を襲ってきたらどうするんだ。生物兵器で日本が狙われた時に日本人を救えるのは当社だけじゃないか。直ちに今指摘された欠点を直して、可及的速やかに温水シャワーを完成させよ！」

　それから八カ月後、小野寺良介は再び定例発表の壇上にいた。指摘事項を全て解決し、新しい温水シャワーを開発し終わっていた。

前回の発表の際は、温水にするまでにいったん強酸性水を溜め、それから温めるという方法であったので、非常にコストも安く開発も容易だったのだが、今度のものは電気と水道があれば瞬時に温水が出るもので、多くの難問を解決しなければならなかった。

何のモデルもないところから数々のアイディアを出してものにしていく点では、小野寺は過去にもその能力をしばしば証明していた。今回も予想をはるかに上回るスピードでそれを成し遂げてきていた。

強酸性水の物性についてもPH、酸化還元電位、塩素濃度などが全部チェックされ、十分に有効であることが確認されていた。

さらには温水から発生する塩素ガス対策もきちんと施され、指摘されたところがすべて改良されていたのである。

小野寺は最後に言った。

「以上で開発が終わったと考えています。量産化上申をしてもいいでしょうか?」

興研では、開発されたものが全部量産化されるわけではない。

研究発表会で発表されて、技術的にそこそこのできで売り出せる水準に達したものは、「量産化上申」という手続を経て幹部会で承認されてからでないと量産化されない。

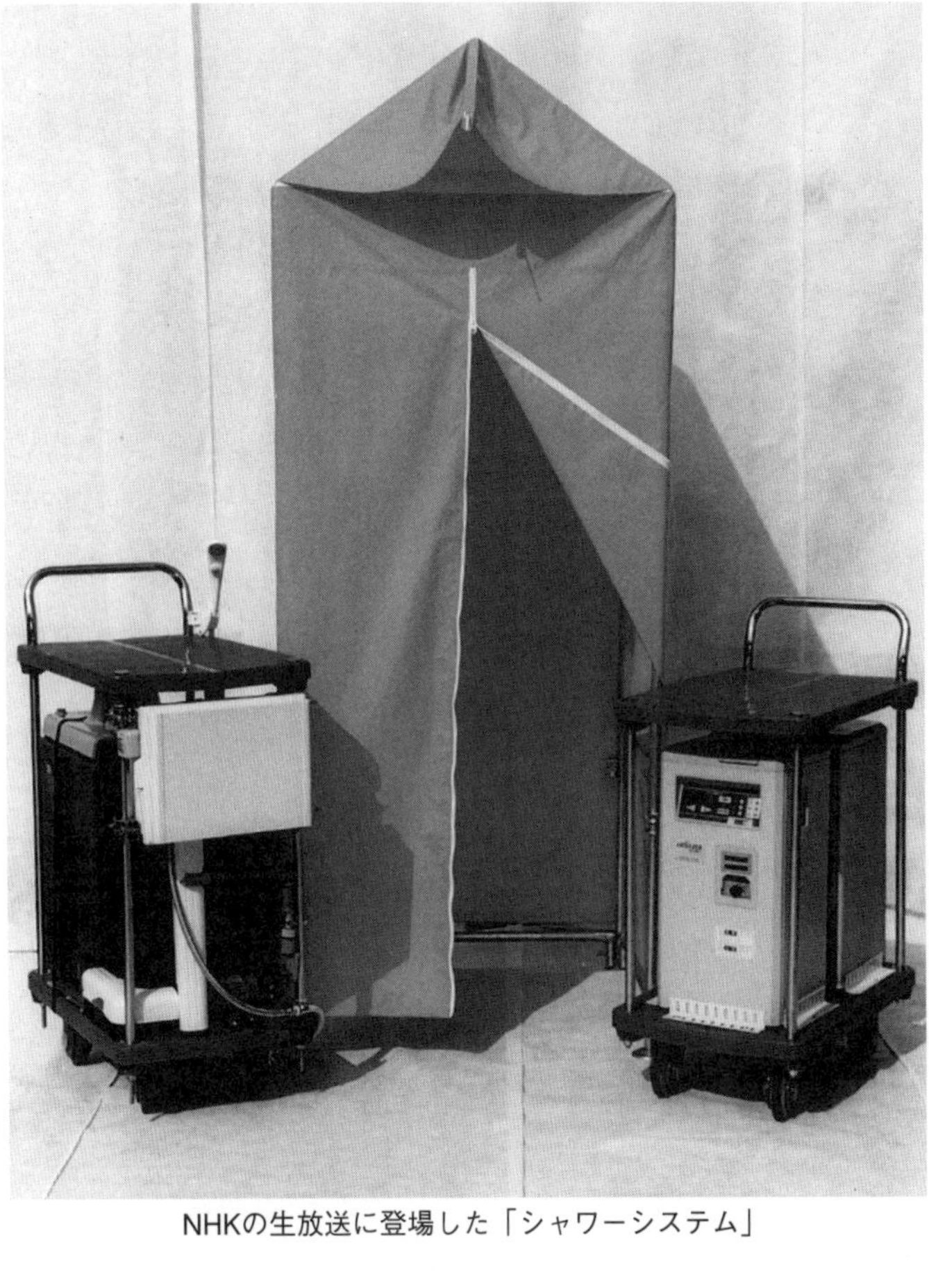

NHKの生放送に登場した「シャワーシステム」

「開発しただけでいいよ。こんなものはいつ売れるか分からない。そのような事態がきた時にいつでも市場に出せるようにしておけばいいのさ」

酒井は、小野寺の労を多としながらも、経営者として量産化については保留の決断を下した。

こうして、温水シャワーは二〇〇一年の八月に開発だけが終了という形で終わるはずであった。

ところが、ことは意外な展開になった。

シャワーが開発されてわずかその一カ月後の九月一一日、ニューヨークテロ事件が起こったのである。

超高層の世界貿易センタービル二棟は、あっという間に崩壊してしまった。日本でも、テレビで何十回となく映画の世界でもあり得ないような『衝撃的なシーン』を見せつけられることとなった。

衝撃的な事件発生後しばらくすると、アメリカ政府は、これがアルカイダの仕業という見方を示し始めた。

アフガニスタンというソ連軍が侵攻して制圧に失敗したその地に、世界中の目が釘づけとなった。

そして、このタリバン政権下にいるアルカイダが、アメリカあるいはアメリカ軍基地あるいはアメリカの同盟国に対して、世界中でテロを起こすのではないかという話が報道されるようになっていった。

こうしたなかで、興研にも次第にテロ用マスクの問い合わせがくるようになってきた。その数は次第次第に多くなり、全国の営業所を含めて一日に二〇〇本近くも問い合わせがくるようになっていったのである。

ライフセーフティディビジョンのマネージャー田中文和は決心した。

「テロ用マスクを発売しましょう」

田中は酒井の部屋にやって来てこう言った。

「問い合わせが殺到しています。私に売らせて下さい。自衛隊の防護マスクの技術は使いません。開発していた当社独自の技術で作れます」

湾岸戦争の時のこと。米軍のイラクへの空爆が激しくなった頃、この地域に行かなければならないジャーナリスト、商社マン、タンカーの乗組員等から防毒マスクを携行したいという要請が生まれてきた。

防毒マスクというのは、基本的に武器ということになっていて、輸出が禁止されている。「ただし、民生品は除く」という例外規定によって、民間で使用されることが証明される製品に限って輸出ができることになっている。

この時、こうした派遣現地邦人のために、通産省（当時）は持ち帰ることを前提に防毒マスクの日本からの持ち出しを許可するとマスコミにリリースした。通産省としては大英断だったにちがいない。

ところが、このような所で使用できるマスクは自衛隊用の防護マスクしかない。そこで興研は、防衛庁に防護マスクをこれらの人々に販売して良いかどうかを問い合わせた。

本来、防護マスクは防衛庁の開発したマスクで、防衛庁のものである。当然のことながら外部に販売することは許されていない。しかしこの時、防衛庁は通産省の貿易許可証を付けて申請してくれれば認める、という判断をした。通産省同様、防衛庁の担当としても大英断であったろう。

この判断に意を強くした興研が通産省へ行くと「貿易許可証は防衛庁が承認したという書類が添付されていれば下ろします」という回答だった。

こうして外務省を含めて、あちらに行ったりこちらに行ったりしているうちに、湾岸戦争は終了してしまった。現地邦人はやむを得ず、手当たり次第に外国のマスクを購入せざるを得なかった。

所管省庁の担当者は前向きに対処してくれたのにちがいない。しかし結局、この国のシステムそのものが非常時に対応できるようになっていないのだと酒井はしみじみ思った。

「自衛隊は最低限対応力を持っている。自分達がマスク屋でありながら、そして防衛庁にマスクを納入していながら、いざという時に隣にいる一般国民を助けられないとしたら、何と恥ずかしいことか」

それまで興研は、一般のテロ用マスクを開発していたわけではない。しかも防衛庁用のマスクは防衛庁が開発したものである。しかも機密事項もたくさんある。これらのことを考慮し、かつ将来の防衛庁用マスクのためにもなるようにと、この種のマスクの要素研究を独自技術で進めていたのである。

「分かった田中、それじゃ小野寺の強酸性水電解温水シャワーと同時にニュースリリースしよう」

直ちに小野寺良介と広報・IR室長の菊池一誠が社長室に呼ばれ、この旨が伝えられた。田中と小野寺の二人はそれぞれの製品を急遽、量産化する準備を始めることとなった。

一〇月三日、量産の見通しがついたところで、この二つの開発がニュースリリースされることになった。

興研の製品開発はそんなに簡単ではない。すでにふれたように、開発されたものが定例発表会で発表され、技術的に承認された後に幹部会で量産化上申され、その後設計審査・製品審査を経てさまざまな品質保証の書類を作り、取説やカタログのチェックが行われ、すべての審査に合格して初めて量産化に移ることができるのだ。

ニュースリリースの後、発売までの二五日間、蜂の巣をつついたような大騒ぎとなった。

この生産準備とは別に、このニュースリリースはそれからの興研にとって、前代未聞の大騒ぎを引き起こすこととなったのである。

最初に各紙が小さなコラム記事で、興研がＮＢＣマスクを発売したと発表した。

次に週刊誌で、特に『週刊朝日』がナンシーアメリカ大使夫人の話なども交えながら、興研のマスク発売の記事を伝えた。

その後はマスコミ取材の大洪水、ＮＨＫが来る、フジテレビが来る。取材はついに八〇件を超え、そしてついに朝日新聞の一面でマスクが掲載されるまでなったのである。

強酸性水温水シャワーの方も『おはよう日本』という朝のＮＨＫの番組で生中継で放送され、産経新聞にも登場した。

群馬テクノヤードでマスクの製造ラインが放送されたり、飯能研究所でマスクをかけて測定している場面も流された。

地下鉄サリン事件の時は、主役は自衛隊や警察であって、彼らが興研の作ったマスクをしていたという話題にすぎなかった。

今度は興研が主役となったのである。

安全衛生保護具業界でこのようにマスコミが取り上げて放送されたということ自体、前代未聞のことといっていいだろう。

この大騒動は興研にいくつかの教訓を与えてくれた。第一に世間の反応というものは随分と事実とは関係なく進んでしまうことを知ったことである。

一番大きかった誤解は「興研さんはすごいですね。テロが起こってたちまちあんな商品を出すなんて、すごい開発力ですね」というものである。

興研は、あのテロが起こってからこれらの商品を開発したわけではない。前から商品を開発していたからこの時点で発表できたのである。

開発スピードということになると、興研はむしろ世間よりも遅いかもしれない。安全を売っているということで何重にも何重にもチェックが行なわれるので、商品化されるのはむしろ遅いかもしれないのだ。酒井は言う。

「資本主義の強者の条件として、『ザ・クイック・イート・ザ・スロー』という言葉があるようですが、興研は決してクイックではない。私は製造業は『ジ・アーリィ・イート・ザ・レイト』だと思うのです。人より先に洞察してスタートを切る。

もし当社が金融業であったり流通業であったりしたら、ためらいなくザ・クイック・イート・ザ・スローの道を進まなければならないかもしれません。

しかし私達はメーカーです。メーカーは必ずしもクイックでは良くないのだと思います。開発に入念になればなるほどスピードは落ちていく。しかしそれでもタイミングを間に合わせようと思ったら、他人よりも一歩も二歩もスタートを早く切っておかなければならないのだと思うのです」

第二の教訓は、このような時には見当はずれの批判も結構出るものだということを知ったことだ。

「炭疽菌がまかれた後でマスクをかけたって、もう間に合わないんだ。だからあんな商品はまがいものだ」

という悪宣伝に近い批判が聞こえてきたのである。この批判を真に受けた人がいたのに酒井は驚いた。面と向って「あんなものは役に立たないじゃないか」と言って来た人すらあった。酒井はこう続けた。

「私達は炭疽菌がまかれるなどということを予想していたわけではない（もちろん炭疽菌の存在は知ってはいたが）。しかし郵便局員がそれを使用するなどということを想定して避難用マスクを開発したわけではないのです。避難用マスクに限界があるのはもちろんです。全員を守れないのなら役に立たないという論理もないわけではないが、それは作業用のマスクの話。助けられるものを助けない方が罪は深いという考え方が自然だと思うのです。避難用マスクがあることがどれほど役に立つか言うまでもないことです」

そうしたなかで、「よくぞ開発してくれました」と言ってくれた一流のジャーナリストがいたことが、酒井たちを勇気づけてくれた。

「日本人は水と安全はただだと思っている」イザヤベンダサンの言葉である。世の中が変わってきている。日本も水も安全もただではないという国に変わろうとしていると酒井は感じた。

決して安いとはいえない金を出して水を買って飲むという時代が、本当に良いことかどうか分からない。しかし人々が自分の体にそれだけ注意を払うようになった証拠である。安全に対して金を払って備えるというのは、自らのことを自ら守るという世界の基準から見れば、当たり前の国になりつつある証ともいえる。

しかしリスクについての感覚のレベルは、常に厳しい環境におかれている諸外国とはまだ比較にならないほど低い。

世の中のリスクに対して興研がやれることは、ほんのわずかなことだともいえる。

その後タリバンは、米軍の激しい空爆のためにあえなく戦闘力を失ってしまった。戦闘は皆の予想とは裏腹に、意外にも短期で終わった。それとともに、テロ用のマスクについても、問い合わせも注文もばったりこなくなった。また再び、喉元過ぎて熱さを忘れようとしているようだ。

しかしそれでも良かったと酒井は思っている。

いざとなれば興研がそういうものを作って提供してくれる、そのことを分かってもらっただけで良かったと思うのである。

今興研は、今後一つも売れないかもしれない子供用と病人や老人向けの避難用マスクを開発している。

必要な時に備えて開発しておく。酒井はあくまでも興研流を貫こうとしているのである。

「安全もリスクも目をつぶっていれば良いという時代は終わった」ということをわれわれに突きつけてきた——日本のサリン事件や米国の同時多発テロは、そんな事件であった。

3 JCO事故と雪印事件

動力炉・核燃料開発事業団、(当時)通称〝動燃〟の高速増殖炉「文殊」のケースもそうである。原子力関連施設の事故は致命傷になる。

同施設でナトリウム漏れが起こった時、テレビニュースには興研のマスクが頻繁に映し出された。興研の製品が使われていることが知られることは酒井には嬉しいことなのだが、いったんこうした事故が起こってしまうと、事故を起こした事業が再開されなくなることが多い。「文殊」の場合、結局再開されず、興研は顧客の一つを失うことになった。

世界唯一の被爆国となったわが国が、放射線に過敏になるのはむしろ当然で、その恐怖心を過小評価すべきではない。世界の中でもっとも安全な原子力施設とその運転技術を習得することは、世界に向けて日本の義務でもある。

隣国も原子力施設を持っているし、持とうとしている国がますます増えている。それらの国で万が一チェルノブイリ事故が再現されれば、偏西風の影響で被害は確実に日本を襲うからである。

彼らにこれらの施設を作らせないだけの政治力が我が国にあるのならいざしらず、それができないのなら絶対事故の起きない施設と運転技術を供与するぐらいのことをしない限り、われわれは安心していられない。

それとも日本人が運転すると危ないが、彼らが運転すれば安心であるとでもいうのだろうか。

日本のこうした特殊環境から、原子力施設に働く人は毎日を非常な緊張感の中でその存続をかけて働いているに違いないと誰しも思っていた。

そんな中でＪＣＯ事故が起こったのである。一九九九年九月三〇日のことだった。

事故は一〇時半頃起こったという。

この事故で、高速増殖炉の燃料を作るための作業をしていた作業者が、中性子に被曝した。

臨界に達したらしいという情報まで流れて、施設のある東海村周辺は大パニックになった。

核燃料が臨界に達してしまうと後はメルトダウン、つまりどうにも手の出しようのない連鎖反応が続いてしまう。第二のチェルノブイリになる恐れすらある。

さいわい、ＪＣＯ社員の機転で、容器から水を抜き容器の鏡面効果を使って連鎖反応を食い止めることができた。

結果からみれば被害は作業者三人（うち一人は強い被曝により死亡）で、予想された最悪の事態からみれば、最小限でくい止められたということもいえる。

このとっさの判断、これ一つを見てもＪＣＯの人々は非常に優秀で、被曝を覚悟で作業した人たちを見ても決してモラルの欠けた人たちだったわけではないということが分かる。

しかし、この時点では現地のパニックは続いていた。翌一〇月一日、興研の千葉営業所長・南舘勇一は茨城県庁に飛び込んだ。

「住民避難のためのマスクを寄付したいのです。受け取って下さい」

県はてんやわんやの真最中である。

「担当の部署が決まっていないので受け取るわけにはいきません」という答えが返ってきた。

「すぐそこの運送会社の倉庫まで製品が来ているんです。何とか受け取って下さい」

南舘が強引に頼み込んで「そこまで言われるなら戴きましょう。とりあえずそこに置いていって下さい」ということになった。

大きな災害が起こると、酒井は極めて複雑な気持ちになる。

第一にその後、必ず特需が発生する。

事故の後「おたくは儲かって良いでしょう」と必ず言われる。

これが何とも、酒井を情けない気分にさせる。

第二にそういう事故の後は、現地にさまざまなマスクが登場する。普段は見かけないような、首を傾げるようなものまで登場する。

第三にボランティアなる人が押しかけてきたりする。なかには

「お前たちはマスクで儲けているのだから、寄付するぐらい当然じゃないか」

などという、ＮＧＯが聞いて呆れるような輩さえ出現してくる。

そんなことが嫌なので、興研は先手を打って県や市町村の災害対策本部へ寄付してしまうのだ。マスクは人の生命を助けるためにある。人の不幸をネタに儲けていると言われるのは、当事者にとって結構辛いのだ。

阪神淡路大震災の時は在庫が払底して、寄付するマスクすらなくなってしまい、この特需で上げたと思われる利益を計算し、その分の金を赤十字に寄付した。

こうした行為をする時、「役に立ちたいという本音と慈善行為を宣伝に使っていると見られるのではと思う猜疑心の間で何とも奇妙な気分になる」と酒井は言う。「でも、困っている人に何かしなければという気持ちは結構本音なんですよ」

ところで、ＪＣＯの事故の原因が究明されるにしたがって、世間のすべての人々は目を回して

しまった。作業手順が正式のものと裏のものとあり、しかもその裏の手順さえも守られていなかったことが分かってきたからである。

原子力の燃料を扱うのに何と手作業で、しかもバケツが使われていたというのだ。

システム上の問題もたくさんあるのだろう。表と裏の手順というのは役所用と社内用ということだろうが、動機としては「どうせ公式に申請すれば駄目に決まっている」「どうせ監査なんかないんだから裏で作業したって分かりっこない」というものだろう。

その裏の作業手順すら守られなかったということは、会社内の監査や検査というものがなかったか、形骸化していたということである。

だがそうしたシステム上のことより、もっともっと重要な点はあまり顧られていない。どうしてこんな杜撰なことをしでかしてしまう組織体ができ上がっていったのかということである。

ＪＣＯは大企業の子会社である。社長、所長、部長、ほとんどが親会社から来ている。

恐らく一流大学を優秀な成績で卒業した人ばかりに違いない。その優秀な人たちがこんな状態を見てリスクを感じられなかったことが、大問題なのである。

当然、原子力がどんな危険を、一方で持っているかを知らないはずはない。

日本人にとって放射能という言葉がどう響くかについても、骨の髄まで染み込んでいるはずである。

問題なのは、頭では分かっているのにリスクをリスクと感じられないですむ、またリスクだと分かったとしても行動することがない日本組織の特有の欠陥があると思わざるを得ないところである。

それはＪＣＯだけでなく、どの組織も共通に持っている欠陥である。

徳川三〇〇年、日本は何事も起こらない平穏な時代があった。その時代には殿様の子は殿様に、家老の子は家老に、足軽の子は足軽にしかなれなかった。

そうすることがむしろ、誰からも文句が出ないもっとも納まりの良い構図となっていった。

どうも日本の社会は、その構図に戻りたがる性癖があるようである。

身分が学歴に変わっただけである。

そして徳川幕府の官僚たちが、黒船の来航を目の前にして、何一つ対処できない無能さを露呈したことは言うまでもない。

まったく同じことが雪印乳業で起こった。

大腸菌Ｏ－１５７による食中毒事件が起こった時の社長の醜態は、誰でもむしろ哀れさえ覚えるほどだったと思う。

超一流企業の社長になるほどの人である。相当優秀だったに違いない。彼は経理出身だったというが、企業のリスクは赤字にだけあると思ったのだろうか。

大組織にいる人間の常として、なるべく上司を心配させまいと考える。

現場で何かが起こっていても、不思議と何も起こっていないように上に報告するように思える。

あるエンジニアリング会社のことだが、社長が一〇%のコストダウンの大号令をかけた。

現場では過去から散々コストダウンを下請けに要求してきたので、もうこれ以上は押し付けることが不可能という状態になっていた。

ところが上からの命令は守らなければならない。そこで現場担当者が考えたのが、その工事のコストを次の工事のコストに振り替えて報告することだったという。

こうしてトップは裸の王様になっていく。この構図は少なからず日本中の大組織に蔓延しているように思える。

悪い報告は上には上げない。ましてや将来のリスクのことなど。

雪印の事件が起こった時、興研は食品上場企業のすべてに強酸性電解水の紹介DMを出した。

「まだ厚生省には認可されていませんが、人体にほとんど害がなく、臭いもなく、そのまま捨てても水に戻ってしまうだけ。なおかつ殺菌効果は抜群の水があります。せめて研究だけでもしてみませんか」という内容だった。

このＤＭに対して、ただ一件の問い合わせも資料請求もなかったという。

一つの事件を見ると、日本全体の構図が見えてくる。ＪＣＯにも雪印にも本質的に悪人と呼ばれる人は一人もいない。ということは、無能でもなく悪人でもない普通の人がとんでもない大事件の犯人となってしまう危険が、どこにでもあるということである。

ＪＣＯはこの事件で、会社そのものがなくなってしまった。雪印はその子会社である雪印食品が別の事件を起こして消滅し、本体もその存在が危ぶまれている。

安全を軽視した企業がどのような厳しい制裁を受けなければならないのかを、この事件は教えてくれる。

企業のトップは、安全や環境の担当者から少なくとも直接話を聞くことをしておかなければ、いつ崩壊するか分からない時代が来ているのである。

4 薬害エイズとBSE（狂牛病）事件

この二つの事件が国民に与えたショックは計り知れない。国は業界の方だけを見て、国民の方を見ていないのではないかという疑念の広がりである。

一般的なマスコミ、評論家の見方は概ね次のようなものである。

「日本の官僚は、明治以来の富国強兵という目的に従って業界ごとに縦割りに組織され、政・官・業の癒着によって運営され、国民に対しては『依らしむべし、知らしむべからず』の方針でやってきた。したがって官僚がその態度を改め、国民に目を向けなければ、こうした事件はなくならない」

たしかに、こうしたところがないとは言えない。マスクを見てもそれが分かる。

マスクはいうまでもなくいろいろなところで使用される。しかも性能の良し悪しは使用者には分からない場合が多いので、検定や認証などの制度がある。

たとえば、工場などの事業所の作業者が使用する防じんマスクや防毒マスクは、厚生労働省（旧労働省）が検定する。

鉱山用の空気呼吸器は経済産業省（旧通産省）が検定する。

同じ空気呼吸器でも、船舶に乗せるものは国土交通省（旧運輸省）である。

原子力はそれが労働者用であろうとなかろうと、長い間いっさい労働省の検定など無視していた。

火災避難用は自治省管轄の認定制度がある。

同じ塗装作業でも使用人が使用するものは厚生労働省の検定品を使用する義務があるが、経営者が使用するものには義務がない。

農薬に対してもマスクが必要だが、農家は経営者なので義務はない。

行政がいかに縦割りになっているか分かる。

安全は国民全体に関わる問題である。だから実際には、縦割りでは処理できない問題が起きてくる。

そのために、国民の安全について全般的に判断する機能を持つ部署が内閣になければならない。

いずれにしても、国民の安全について行政も真剣に考えなければ、行政自身が危険な目に合うことをこれらの事件は教えてくれたといえる。

だがこうして行政が縦割りを止め、官僚が態度を改めれば、こうした事件は起きなくなるのかといえば、そうとはいえない。官僚の一人ひとりに話を聞いても、業界のためなら国民がどうなっても良いなどと考えている官僚など見たこともないからだ。

非加熱製剤にしても、エイズが発病しても良いと思ったからではなく、目の前の血友病の患者を何とかしなければという気持ちが先行したのだろう。

その結果がどうなるだろうかという、リスクに対する感性が欠けていたに過ぎない。

BSEに対しても同じである。

日本に狂牛病が発生することはないだろうという甘い観測から、誰にも痛みがこない最善の方法を選択した結果があのようなことになった。

日本の官僚は超優秀な人たちで占められている。しかしどんな優秀な人でも、将来必ずこうなるという道筋を示すことのできる人はいない。そして優秀であればあるほど、確実で論理的なシナリオを描くのである。

しかし未来ほど不確実で非論理的なものはない。

リスクを感じ取ることは、一流大学の入学試験や国家公務員の上級職試験に合格するための優秀さとは無縁のところにある。

また役所というところは、予算をとらなければ何も動けない。その予算は財務省（旧大蔵省）によってチェックされ、パスしなければつかないことになっている。

こうした構造、企業でいえば経理がすべてを支配する構造では、不確定な案件に対して予算が付く可能性はゼロになってしまう。

その代わり、事故が起こってから慌てて予算をつける。

「このシステムほど『安全』にそぐわないものはないかもしれません。安全は、事故が起こり被害が出てから予算をつけたのでは間に合わないのです。安全やリスクというのは行政指導の形では決して問題が解決しない。事故は決してゼロにはならないからです。

民主主義国家では、国民から負託されて国民のために国民を規制することをしなければ、行政の責任を果せない。規制は犠牲を伴う。倒産が出るかもしれないし、失業が出るかもしれない。不満が続出するかもしれない。ともかく安全やリスクだけは今流行の規制緩和が当てはまらないのです」と、酒井は言う。

国家は、規制すべき点と規制緩和すべき点を分けて議論しなければならない。そしてそれを決めるのは、官僚ではなく国民なのである。

日本の官僚は民主主義の官僚というものを経験したことがない。日本の官僚は常に『君主の官僚』であった。名君のいない名君の官僚になろうとして、無知で訳の分からない国民をなだめすかして、間違いのない至れり尽くせりな最高の政策をとろうとした。ともかく官僚は必要以上に気配りをしてきた。

しかしこの官僚の気配りは、残念ながら今全部誤解されようとしている。曰く、「官僚は政治家、業界と結託して税金を私物化してきており、さまざまな施策も結局、公団や特殊法人、公益法人を作って自分達の天下り先を確保しているだけだ」と。

官僚の中には、この乖離をマスコミのせいだと思っている人が多い。たしかに、これまでマスコミは何かが起きるごとに「国にはもっときめの細かい対応が求められます」と紋切り型の批判を浴びせてきた。そしてそのたびに、官僚は微に入り細にうがった政策を立案してきた。大半の官僚が結構細部に至るまで真剣な検討をして対応をしてきている。お役所仕事などと言われるが、彼らが、とりわけキャリアと呼ばれる官僚たちが若い時代、働き蜂のごとく昼も夜もなく猛烈に働いて処理していることも確かである。その挙げ句、「政・官・業の癒着」などと言われる。

それだけに、彼らが官僚批判をするマスコミに腹立たしい気分になることは理解できないわけではない。

しかしワイドショー的なマスコミ報道というのは、視聴率だの販売部数を上げることを目指して作られるため、しょせん民衆に迎合したものしか作れないともいえる。逆にそれゆえ、こうしたマスコミこそ世論そのものと言えるかもしれない。だから恐ろしいのだ。

本当の民主主義下の官僚は、国民から批判されるはずは絶対ない。政策はすべて政治が決定し、すべてオープンにされるからである。だから批判されるのはすべて政治家や政党でなければならない。

『君主の官僚』なら政策はすべて君主が決定する。

君主の命令ならば、代わりに官僚が政策を決定することもできる。この時は全てをオープンにしないということも可能である。この方が効率よく、いつのまにか最高の政策が行われるということもありうる。

反面『君主の官僚』には革命やクーデターがつきものである。日本に革命やクーデターが起こる可能性はもちろん少ないが、とんでもない政権が生まれる可能性は大いにある。国民との乖離を速やかに解消しないと、今のわが国は大変危険な状態にあると言わざるを得ない。

二〇〇二年三月二二日、血液製剤でC型肝炎に感染した薬害肝炎問題で、坂口力厚生労働大臣は米国で製造禁止となりながら国内の対応が遅れた点について「旧厚生省の対応が悪かったと言わざるを得ない」と述べた。

新たな薬害エイズ事件ともいえるものだが、これをみても政治家が依然として『君主の官僚』を認めているとしか思えない。

「官僚の罪は、米国で製造禁止となった事実を包み隠さず内閣に報告し、内閣に判断をさせなかったことであり、内閣の判断を得ないで勝手に対応したことなのです。神でない限り、安全やリスク管理に一〇〇%の政策はない。安全やリスクにかかる費用は無駄に終わるかもしれないし、また無駄に終わることが望ましい。

こんなことは君主か、民主主義においては内閣しか決定できません。つねに一〇〇%を求められる官僚には絶対できない費用の使い方です。民主主義の官僚という意識が徹底してくれば、今度は官僚の立場というものを国民が十分に理解しなければならなくなります。たとえば、官僚の老後を十分考えて手を打てば、天下りの問題も解決するのではないでしょうか。いずれにしても、国民と官僚の対立という馬鹿馬鹿しい構図を解消することが必要です」と酒井は語る。

Ⅱ 変な経営

1 生い立ちが決めた興研株式会社の性格

◆マスク屋誕生

「『よっちゃん、あんただから貸すんだ。あんたに貸すのであって悪いが親爺さんには貸せないね』俺は吉川さんにそう言われたんだよ、そう言われ大学に行くのを辞めた。親爺は良い人だ良い人だと言われるが、会社を目茶苦茶にし、社員を路頭に迷わせようとしたんだ。あんなのは良い人じゃないね、お前は甘いね。お前みたいな奴に経営させたら三日で会社を潰すね」

興研の創業者であり現社長・酒井眞一郎の父・酒井義次郎はいつもの通りまくしたてる。

義次郎が進学を諦め、吉川という人物から大きな借金をして祖父から経営を引き継いだ時の話である。「お前」と言われているのは眞一郎のことである。

眞一郎と義次郎が顔を合わせると、必ずいがみ合いとなった。経営手法が全く違ったからである。

義次郎は非常に頭の回転の早い人で、言い合いとなったら強引な論法で相手に反論の機会を与えない。

「そんなことはない」などと眞一郎が納得していないことを顔に出すものだから、ますますいきり立って、遂には人格攻撃にまでなってしまう。眞一郎も腹を立てながら社長室を出て行ってしまう。こんな日が毎日続いていた。

義次郎の厳しさ激しさは、企業家としての生い立ちに由来しているのかもしれない。

眞一郎の祖父という人は非常に人の良い人物だったらしい。しかし経営感覚のまったくない人で、騙されたり計画の実行にルーズだったりして、経営していたタオル屋の身代を傾けてしまっていた。

そんなわけで義次郎は旧制の一商に入ったばかりで退学し、その店の建て直しに回らなければならなかった。

義次郎はまだ一九歳という若さで借金の山を背負い、さらに新しい借金をして歩き、必死に建て直しに奔走した。

こうして義次郎は子供服に進出し、大手デパートとの取引にも成功して、昭和一六年（一九四一年）頃にはそこそこ身代を持ち直したというから、経営手腕は相当なものだったのだろう。

しかし順調なのもそこまでだった。やがて太平洋戦争が始まり、統制経済で物資は軍需だけに回る時代となった。子供服というようなものは商売ができなくなったのである。

そんなわけで子供服とは別に「興進会研究所」という奇妙な名前の研究所を作って、軍の研究をしていた会社の下請けのような仕事を始めたようである。

しかし戦争は敗北へ向かって一直線、これらの仕事もほとんどうまくいかないうちに義次郎自身も兵役に行くこととなった。

ところが幸か不幸か、義次郎はそこで病気になって目がほとんど見えなくなった。戦争一色の当時のこと、非国民だと罵られながら除隊させられてしまった。そのおかげで、生き残ることができたのだった。

除隊となって間もなく、日本は終戦を迎えた。病を少しずつ治して元気になってくると、義次郎の元で働いていた従業員達も戦地から帰ってきた。彼らはほとんどが小学校しか出ておらず、子供服をつくる以外に手に職があるわけではなかったから、皆義次郎の元に帰って来ざるを得なかったのであった。

その従業員のためにも何かやらなければいけないということで、義次郎は動き出す。

最初はやはり土地勘のある繊維をやった。少し軌道に乗った時、大盛産業という新しい会社を作り、東大出身の若者を一挙に八人も雇い、手広く事業を行なうようになった。

ところが、この東大出身の社員達が勝手に大量の衣料品を仕入れ、詐欺に遭って商品を騙し取られるという事件を起こしてしまう。

「社長、すいませんでした」の一言で、これらの社員は会社を去って行った。

残された義次郎は、倒産の処理を一手に行わなければならなかった。

義次郎は、まず最大手の仕入先に債務を集中させた。うまいことを言って支払を延期し、小さな規模の仕入先についてはすべて現金で支払を済ませたのである。その上で倒産の処置を取ったのだった。義次郎には、最大手の仕入先にとっては、そのくらいの債権は経営上問題となるほどのものではないと分かっていたからである。

債権者が知らぬ間に一社になっていたと知って、その会社の営業部長は「あんたには参った、見事としか言いようがない」と笑って帰って行ったという。豪傑がまだいた時代だった。

ともかく、この倒産が義次郎の経営上の原体験となった。

「社員を信じてはいけない、頼れるものは自分しかいない」

これが生涯を通しての信念となった。

もちろん、これに懲りてばかりいたわけではない。社員を路頭に迷わすわけにはいかない。義次郎はさらにいろいろなことに手を出す。

眞一郎は父・義次郎が「蝋燭灯」なるものを作っていたことを記憶している。

どこから仕入れてきたのか分からないが、蛤の貝殻をたくさん仕入れてきた。いや、拾ってきたのかもしれない。

それからこれもよく分からないが、重油のピッチのようなものをドラム缶に何本か買ってきた。そしてそれを洗面器に入れて下から薪で燃やして溶かし、その溶けたピッチを芯を入れた貝殻にゆっくりと流し込むのである。そして、それをゆっくりと冷やして固めるのだ。

当時はすぐ停電になった。かといって質の良い蝋燭を手に入れることが難しかった。そこで、蝋燭灯を蝋燭の代わりとして売り出したのである。

火をつけると確かに明るく輝くのだが、バチバチと音を立て黒煙が立ち上るという代物だった。いくら何もない時代とはいえ、こんなものが売れるはずはなかった。

大量の貝殻と油かすはそのまましばらく自宅の庭に放置されて、眞一郎たちの遊び道具となっていった。

後ろを振り返ることが嫌いな点では、眞一郎も義次郎もほとんど同じ性格だった。だから眞一郎は義次郎が昔話をしているというのをほとんど聞いたことがない。

ただお客さんと同席していた時に「どうして防じんマスクを始めたんですか」ということを聞かれて、義次郎が次のように答えていたのを眞一郎は覚えている。

「いやあ、私は戦後病気をしている間に日本があまりに変わっていくのをびっくりして見ていたんですよ。官報というものが出るのを知って、そんなものを読んでみたりしてました……」

そこには国が硅肺対策を行なう、それで防じんマスクの規格を定めるということが書いてあったという。その時は義次郎自身、まだマスク屋になろうとは夢にも思っておらず、「へぇー民主主義というのは有難いもんだなあ。人の生命は一銭五厘の召集令状一枚でいくらでも戦地に送り出されてきたのに、その国が労働者の健康を守ろうとするなんて」と驚きをもってそれを読んでいたという。

その直後に安達という人物が義次郎を訪ねて来て、ドイツの防じんマスクを見せてくれた。

「あっ、これが官報にあった防じんマスクなのか」

義次郎は、その時のマスクとの出会いが天命であると感じたようである。

そのマスクは赤いスポンジでできていた。今でもはっきりと眞一郎の記憶に残っている。

偶然だが、義次郎の元には軍の仕事の手伝いをしようとした時のゴムの技術屋が一人いた。

「こんなものならうちでもできるかもしれない」

義次郎が防じんマスク屋になったのは、そんなきっかけからだったという。

ところが、実際にスポンジを作ってみると、ドイツのものは非常にきれいな気泡が均一に入ったものだったが、興進会が作ったものは穴の大きなものや小さなものがばらばらで、なおかつ表面が皮膜を覆ってしまうのである。

形ばかりは何となくマスクのようなものになったが、皮膜ができてしまっては息ができない。そこで金ブラシを買ってきて、この皮膜を手で破ることになった。大きな穴のところの皮膜は破れて、表面がビラビラになってしまう。

ともかく、それが「サカヰ式防じんマスク」の第一号だった。

表面の見かけの悪さ、しかも一年もするとベロベロに溶けたような状態になってしまう。ビラビラベロベロの、技術的にはあまりにも劣ったものだったが、マスクとしての性能を測定してみると大して変わらないということが分かった。

しかも、ドイツのマスクは非常に呼吸の苦しいものだった。これが義次郎を大いに勇気づけたことはいうまでもない。

性能を測るという点では、こんな面白いエピソードがある。測定器もそして測定する技術屋も何もない興進会研究所では、当時の測定機関であった労働科学研究所にそれを教わりに行かねばならなかった。

あまりに素人だった義次郎に労働科学研究所の三浦豊彦先生は「酒井さん、素人には無理だよ。お止めなさいよ」とアドバイスしてくれた。

しかし、義次郎は「いやぁ先生、これは私の道楽なんです。私は唸るほど金があるんです。そのあり余った金を労働者の健康のために役立てたいんです」と言って譲らなかったという。

本当は義次郎は借金だらけで金などまったくなかった。

倒産の経験をして経理の才能に長けた義次郎は、当時経営の上手くいかなくなった会社や経理担当者がいないような会社の整理屋や再建などのアルバイトをして金を稼いでいたようだ。そうして稼いだ金で防じんマスクの試作を行なったのである。

三浦先生は言いだしたらきかない義次郎の根気に負けて、懇切丁寧にすべてを教えてくれるようになった。

実際、測ってみると、見かけも質もどう考えても優れているドイツの製品と、どう見てもボロボロの汚い興進会の製品と性能がほとんど変わらなかった。

それが、義次郎が「マスク屋になろう」と「マスクで自分の生涯を過ごそう」と決意した瞬間だったようである。

しかし防じんマスクの測定ができるようになってみると、見かけも質も悪いスポンジよりももっと優れているものがあるように、義次郎には思われた。

もともと繊維屋だった義次郎はスポンジの代わりに繊維が使えないかと考えて、繊維でマスクを作ることにした。生地を縫製してマスクを作る。生地はスポンジ状に似たような起毛した繊維を使った。

そうしてみると驚くなかれ、スポンジの時よりはるかに呼吸が楽で、性能が良いものができ上がったのである。

これなら製造部門で昔の従業員をそのまま使うことができる。一石二鳥だった。

この起毛繊維で作った「エステルマスク」と呼ばれたマスクは、興進会研究所がマスク屋として成り立つ原点となっていった。

昭和二七年（一九五二年）に検定も受かって売れるめどがついたことから、義次郎は興進会研究所を株式会社にした。そのマスクを最初に買ってくれたのは金属鉱山、とりわけ三井金属がこのマスクに注目してくれた。ちょうどその時にマスクの安全衛生を担当していたのが塩山寛美という人物である。塩山氏は直ちにこのマスクを気に入り、義次郎のことも大いに気に入って大量に購入してくれたのである。塩山氏は品質管理の先駆的な研究者でもあった。

その後、三井金属を定年退職した塩山氏は、塩山生産技術研究所を設立した。以後、興研は塩山氏に品質管理を指導してもらうことになり、生産現場の人達からも「塩山先生、塩山先生」と慕われる存在になった。

興研が防じんマスク屋として確固たる地位を築くに至ったのはミクロンフィルターの開発からである。

当時、労働省の衛生研究所の所長をしていた坂部弘之博士とその下にいた興重治博士は、日本の労働安全衛生に強い危惧の念を持っていた。

「このままでは日本の労働者からじん肺をなくすことはできない」

当時、労働衛生というのは医者が行なうものと考えられていた。坂部所長は自身が医者であるにも関わらず、「医者は健康診断や病気の治療に力を尽くすことはできても、予防することはできない」と断じ、興氏を指導し「労働衛生は工学をやらなければだめだ、予防する環境改善とマスクの開発をしなければならない」と訴えた。

その坂部所長の思想に完全に応えたのが興氏であった。この二人こそ、日本の労働衛生の道を切り開いた人物である。

輿氏は何とかして労働者が使える防じんマスクを作りたいという強い意志を持っていた。

そんな折り、静電気を持った羊毛を使って、呼吸が楽で粉じんの捕集性能が良いマスクがイギリスで開発されたという情報を得た。

レジンウールというもので、羊毛の綿に樹脂をまぶし永久静電気を起こそうというものであった。

持っていた情報はそれだけだったようである。

この程度の情報で、自分達もやってみようと考えた日本人達が当時はあらゆる分野にたくさんいたのであろう。すべてが再出発、まさに新生日本の黎明期といえる時代だった。

「これを日本で作ろう」

輿氏は化学については素人だったので、当時の理科大学の助手をやっていた山田瑛に仕事を出すことにした。後に理化学研究所の主任研究員となり、日本高分子学会の副会長も勤めることになった俊才、山田瑛博士こそミクロンフィルターの生みの親だったのである。

山田氏はまったく情報もないまま、現在でいうエレクトレットとなる樹脂重合に取組んだ。氏は約二〇〇種類ほどの樹脂を重合したといわれている。そしてイギリスの情報から、それを羊毛と組み合わせることが一番良いということから、二〇〇種類の樹脂を羊毛にコーティングし、その性能を輿氏が測ることになった。

ところがこうして作ってみたフィルターは過去のものと比べてあまりにも性能が良く、以前の測定器では測れないということになった。そこで、輿氏はさらに今度は高性能に測定できる測定器の開発も手掛けることになった。

光散乱法を用い、光電子倍増管を使って、従来のものとは桁違いに感度の良い粉じん測定器を作ることにも成功したのである。これは後にデジタル粉じん計と呼ばれ、環境中の粉じん濃度測定に広く普及し、労働衛生には欠くことのできない測定器となった。

このミクロンフィルターの開発にあたっては、どこかの企業に乗ってもらわなければいけないと、輿氏はさまざまな企業にあたったようである。

当時マスク屋というのは藤倉ゴム、三菱電機、川崎航空機など大手の企業もやっていた。しかし戦後の混乱が治まり、経済が再興してくると、防じんマスクのような収益の上がらない仕事は誰もやらなくなっていった。

当時マスク屋としては圧倒的に大きかった重松製作所にも、他の仕事が忙しいという理由で断られてしまった。

誰もやってくれることがないということで、最後発の一番頼りない輿進会研究所にミクロンフィルター開発の白羽の矢が立てられることになった。

義次郎は、またここでも例の手を使う。

「大丈夫です。私には金があり余るほどあるのです。任せて下さい」

こうして、当時の興進会研究所に初めて大卒の技術者が一人入ることになった。加藤陽樹である。

実は当時興研は、山田氏が樹脂の方を担当しているということをまったく知らずに輿氏からの指示を受け、エレクトレットの開発に向っていたのである。

山田氏が興研の技術顧問になるのは、かなり後になってからのことである。

こうして一定の成果が上がり、試作品もできて新しい防じんマスクができ上がろうかという時に横槍が入った。

「国が開発したものを一メーカーに出すとはなにごとだ」

国会議員から坂部氏の方に横槍が入ったという。

そのため、この技術は公開されることになってしまった。

だが興進会研究所には幸運が残っていた。完成されたかにみえたこの技術は、実はまだ完成されていなかったのである。

そのため、公開された技術をそのままやっても、性能の再現性が得られなかったのである。

試作過程で良い性能が出たのは、いってみれば偶然だった。その偶然を見つける作業が始まった。

たった一人の技術者、加藤は研究開発したものが公開されることになって、悔しさのあまりほとんど徹夜でこの再現性に挑んだのである。

あまりに毎日徹夜が続いたことから錯乱状態の中で、加藤は重合操作を誤り、出火させてしまうのである。

慌てて消火し、瓦礫の中から残っていた樹脂を拾い出し、念のために測定してみた。すると驚くなかれ、目標の性能が出ていたのである。

今度こそ、何回造っても良い性能が出るものだった。

昭和三六年（一九六一年）、こうしてミクロンフィルターが完成した。

それは当時イギリスで作られていたものとはまったく違う素材、樹脂、加工方法で、性能面でも比較にならないほど優れたものであった。

息苦しくなく、粉じん捕集性能の高い、いってみれば「作業者が着用することが可能な」初めての防じんマスクの登場といってよかった。

このフィルターの完成によって、防じんマスクは完全に事業として成り立つことになったのである。

これを機に、会社の名称も「興研株式会社」と改められた。

このミクロンフィルターの開発が興研の発展のベースとなっていったが、同時に会社の性格も決定づけていった。

ミクロンフィルターは実に幸運なフィルターであった。

第一に本当に劣化がないのである。静電気だから放置していけば自然と放電され、性能を落としていくと考えるのが普通である。それが何年でも最初の性能を維持するのである。

その後、静電フィルターは他社でも数多く開発されていくのだが、劣化がないのは依然としてミクロンフィルターだけのようである。

そして、その理論的解明ができたのは、じつに二〇年後のことであった。

加藤はあまりにも劣化がないので、ミクロンフィルターの性能は静電気以外の要素の方が強いのではないかと考えたほどであった。

理論的解明をし、それが一〇〇%静電気の力によるものであることを証明したのが昭和五一年（一九七六年）入社の木村一志である。彼は東海大学を卒業し興研の定期採用一号となった男だ。

「この世間では三流と思われている大学出身の男が一流の資質を持っていたこと、そして一流の技術者に成長したことが、技術立社を目指そうとした私にとってどれほど幸運であったか計り知れない」と、酒井眞一郎は語っている。

彼はミクロンフィルターの改良以外にも、「日本初」とか「世界初」といわれる技術開発に次々と関わることになった。

その後、山田氏を顧問に迎え、数多くの別の種類の樹脂が作られ試されたが、この樹脂を凌ぐものはあらわれなかった。

しかもその骨格となる分子構造を変えることなく、その末端基の処理の改良や共重合によって、その後三回も劇的な性能の向上を成し遂げることになる。

ミクロンフィルター、スーパーミクロンフィルター、ハイパーミクロンフィルター、マイティミクロンフィルターとその都度名前を付けられたが、一般にはいつもミクロンフィルターと呼ばれ、多くの人に使用されていったのである。

小さな会社ながら「自己ブランド品で経営する」「どんなに売上が大きくなる可能性があっても下請企業にはならない」というのは、頼れるのは自分しかいないという義次郎の強い思いがそうさせたのであろう。

「自分達しかできない技術を持とうという意志も、このミクロンフィルターをきっかけに持つようになったのだと思う」と、眞一郎は興研の原点をかみしめるように振り返る。

◆バンジャク先生

「あんた！何しとるですか。あんたは今言うたように金属ヒュームという恐ろしかものを吸うとるとですよ」

九州弁丸出しの高橋盤石の怒声が会場に響く。

「その上煙草なんぞ吸って、あんたの肺がどないなっとるか分からんとですか！あんた、じん肺になったら治らんとですよ」

興研の西日本営業部長、高橋盤石は造船所の安全衛生の求めに応じて、現場の職長の前でマスクの話をしていた。

じん肺は一度なったら決して治すことのできない病気で、かつ癌ほど進行は早くないとはいうものの、その後粉じんを吸わなくなっても癌のように徐々に症状が進行してしまう恐ろしい病気である。

しかし当時、この恐ろしさを知っている人は稀であった。金属ヒュームをガスと勘違いして、防毒マスクで対応していたほど無知な時代でもあった。

戦後ゼロから再出発した日本経済の夜明けは造船から始まった。

この旭日の産業を担っていた造船各社は、作業者の安全衛生への取り組みにも真剣であった。

何しろこの時代、日本人全体が生真面目そのものであった。

造船工業会にも安全衛生部会が作られ、安全衛生は各社共通の課題として勉強や研究発表の機会をつくったりもしていた。

各造船所がまた、それぞれに防じんマスクの普及に取り組んでいたのである。

造船技術はリベットから溶接へと変わり、溶接作業こそが造船を象徴していた。

しかし作業者はなかなかマスクをしたがらなかった。

苦しくなく性能の良い防じんマスクがミクロンフィルターの開発によってでき上がっていたのだが、それでもマスクをしたことがない作業者からしてみれば、マスクをかけること自体が負担であった。

しかもじん肺は何年も、時には何十年もかかって発病する病気である。今までマスクをかけずにいるのに特段の症状がない、病気になってもいない、そんな作業者にマスクをかけさせることは容易ではなかったのだ。

高橋は全国の造船所から情報を聞き、溶接作業用のマスクを造るように義次郎に頼んだ。溶接面と併用しても邪魔にならないマスクの開発であった。

義次郎は即座にアイディアを出し、夫人に紙で模型を作るように言った。夫人も夫に劣らず負けず嫌いであったので、虚弱体質であったにもかかわらず徹夜をしてでも翌日までにはボール紙、障子紙で原形を作ってしまう。

いつもこんな風にマスクが作られていった。

何しろこれを一日で作らないことには、義次郎の悪口雑言が大変だったのだ。

二人の口論の間にモデルが作られ、飯能工場長の山岸米吉が呼ばれる。

模型からプラスチック成形品を作るのだ。

図面を書くという作業はない。

模型からポンチ絵に寸法が入れられ、型屋さんに渡されてしまうのだ。

こうして「サカヰ式１００５型」という、防じんマスクとしては世界的にみて誠にユニークなデザインのマスクが開発されたのであった。これこそ高橋の、そして全国の造船各社の安全衛生担当者の待っていたマスクだったのである。

このマスクを普及させて溶接作業者からじん肺患者を出さないようにしなければならない。

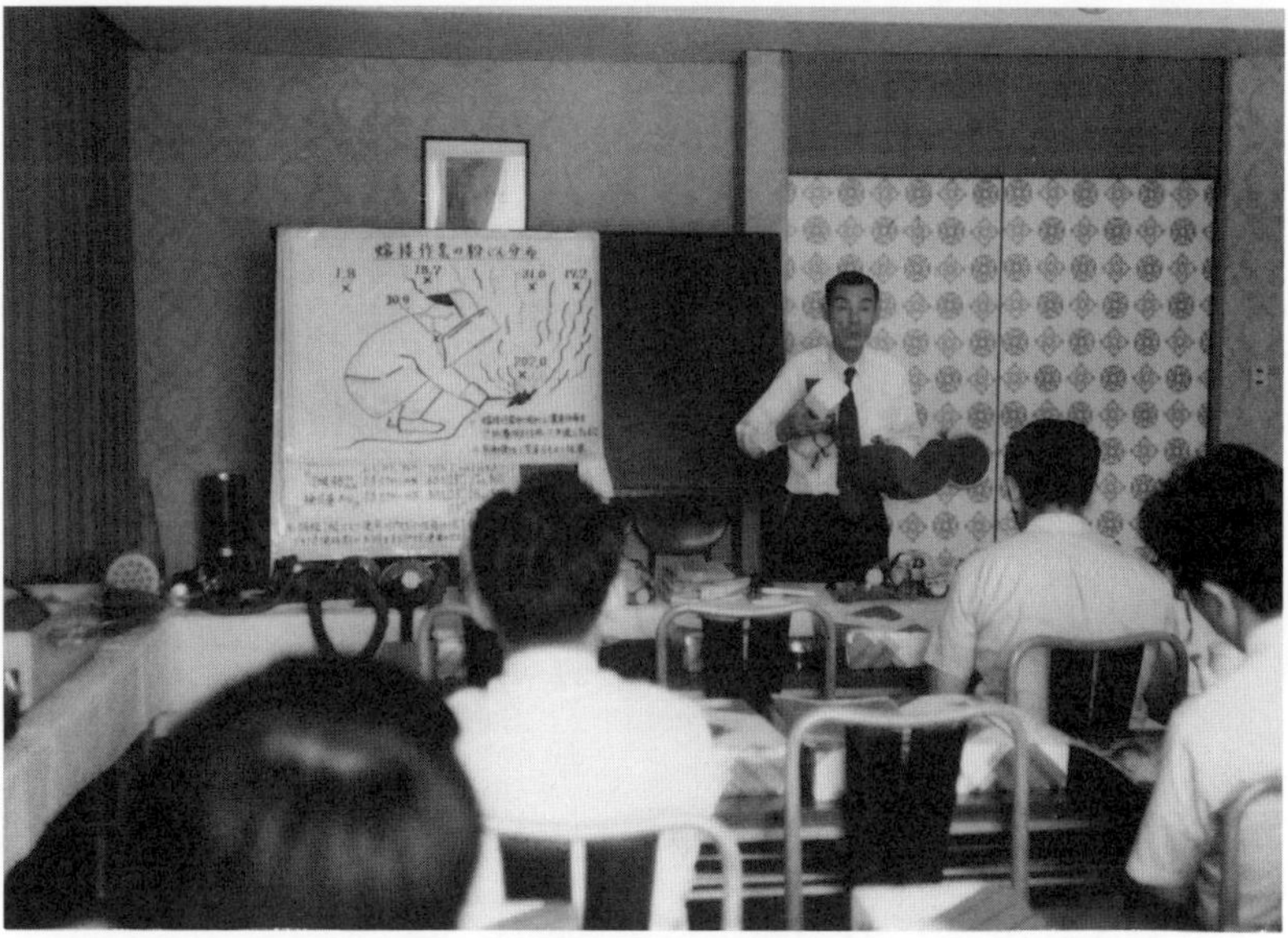

講習する高橋盤石氏

そのためには、作業者一人ひとりがきちんとマスクをかけてくれなければ目的は達成されない。安全担当者は防じんマスクについての話を自分の会社の作業者達に聞かせて欲しいと高橋に依頼してきたのだ。

こうして、高橋の全国造船所への講習会行脚が始まったのである。

高橋盤石（たかはし・いわお）は大きな模造紙にじん肺の恐ろしさ、法律の話、マスクの性能、選び方、メンテナンスの仕方を何十枚も自分で書いて会場の前に貼り出して熱弁を振るった。

会場の脇には興研に入社してきたばかりで、この大きな模造紙、見本品、ファイルなどを入れた大きな鞄を運んできた中村公信がいた。

冒頭はその講習の中での一こまである。

受講者はマスクをかけていただく、いわばお客様である。そのお客様に「煙草を吸うとはなにごとか」と叱り飛ばしたのだから、普通ならとても考えられないことである。

その高橋盤石は、元々鉱山の地質技術者であった。軍の要請で全国鉱山の地質調査などもしていたらしいが、後に福岡志免鉱山保安監督局で鉱山保安の監督もしていたという。そこで自分も軽度のじん肺になったが、彼が見たのははるかに多い重度のじん肺患者だった。

「よろけ」と呼ばれ、鉱山から離れても次第次第に歩くことすら苦しくなってしまう人々の姿である。

彼は興進会研究所のマスクと出会い、これこそ天命と感じ、この普及に全力を傾けていったのだ。

指摘された受講者は高橋の剣幕に慌てて煙草を消し、場内はシーンとする。

「いや、申し訳ない。あんたがじん肺になったら、奥さんやお子さんがどんだけ苦労されるか。私は炭鉱でいやというほど〝よろけ〟を見とるとですよ」

高橋はそのシーンを思い出すように、涙ぐんで話を続けるのであった。

叱責と詫びを入れた後、高橋は話を続ける。どんなにマスクをしなければ危険か、マスクはどれほど信頼できるか、正しく使うにはどうしたら良いか。

およそ二時間の講演の後、高橋の会釈とともに場内には万雷の拍手が起こった。今ならさしずめスタンディングオベイションというところである。

初めは高橋の熱弁に押されて、そのうち高橋が自分たちのことを本気で心配してくれているのだとわかって、全員が感極まっていたのである。

こうして全国の造船所を講演して歩いた高橋は、どこへ行っても「先生、先生」と呼ばれた。誰も高橋さんとは言わない。名前を音で読んで「バンジャクさん、バンジャク先生」と呼ばれたのである。

ライバルメーカーの営業マンでさえ、「今はバンジャクさんがこちらの地区に来ていますのでだめです」というのが、言い訳として通用するほどになっていた。

新しいマスクを作るだけではなく、市場をも作っていった興研の歴史の一コマである。

「誰もやらなかった新しい製品を作る、そして新しい市場を創造する。私はこの精神を受け継ぐことこそ使命であると考えてきた。できることなら私の後を引き継ぐ後輩たちにも永遠に引き継いで欲しいと考えている」と眞一郎は言う。

2 恐怖心が決定したプロダクトイノベーション

◆テクノヤードって何?

昭和六一年（一九八六年）の早春、酒井眞一郎は協和銀行の横手幸助副頭取（当時）を団長とする中国視察団の一員として上海にいた。日本製のバスに乗って、香港資本のおもちゃ工場を見学に行くのである。

中国に来て八日目、上海に着いた時、酒井は生き返ったような気分がした。

それには次のような理由があった。まず第一は、前日ショーターという四角い胴体の小型チャーター機に乗って青島からやってきたのだが、何しろ胴体がマイクロバスのように四角い飛行機など初めて見たものだからハラハラのし通しで無事に着陸してくれるまで生きた心地がしなかったからである。

もっとも、青島の田舎の駅舎のようなターミナルでは「DC3じゃないのか」とか「機内は立つこともできないぞ」とかさまざまな憶測が飛び交っていたのだ。機体を見た瞬間にメンバーの中に飛行機に詳しい人がいて、「あ、これは英国製のショーターだ。大丈夫だよ」と言ってくれたのが、多少の安心感を持たせてくれてはいたのだが。

しかし整備が悪いのか、振動も騒音も相当なもので、気密性が悪いせいなのだろう、すぐに耳にツーンとくる。酒井は、ツバを飲み込むとすぐにエアー抜きができる方なので何とかなったが、団長の横手副頭取は、これですっかりやられてしまった。日本に戻ってもかなり苦しんだらしい。

二つ目の理由は、上海に着いた時、空気が違うと感じたことである。空気の乾燥した北京や斉南などに比べて、日本のような湿った空気が肌に感じられたからだ。

ともあれ、上海では上々の気分で一夜を過ごしていた。

酒井にとっては初めての中国訪問であったが、上海に着くまでに見た中国の感じは、訪中以前に想像し、頭の中に既にあった共産中国とそれほど差を感じさせられるものではなかった。

北京で人海戦術の道路工事を見た時もそうである。三～四人の人間がツルハシやシャベルを動かし、一〇人ほどが何も持たずに周りにただ立っている。さらにその外側に四～五人が監督者なのだろうか、ノートのようなものを首からぶら下げて、こちらも手持ちぶさたで何をするともなく立っているのである。

社会主義の能率の悪さは酒井の脳の中に固定イメージとなって染み込んでいたのだが、その光景は、まさにそれを実証してみせてくれていたように見えた。

ただ、北京は道路をひたすら広げていた。そして日本のビル工事を見慣れているものからすると心配になってしまうほど細い鉄骨を組み上げ、高層ビルを建てようとしていた。

近代化を急ぐ首脳部の心意気だけは、十分に感じられた。

斉南で泊まったホテルはとてもきれいなホテルになるらしく、外観からしてもとても美しいものであった。

酒井たちが泊まる時には完全にでき上がっているという触れ込みだったようだが、それでも銀行側は心配で何度も何度も念押しして、「絶対大丈夫」との確約を取りつけていたらしい。ところが私達が着いた時は案の定、完成というにはほど遠い状態であった。

部屋の内部の設備は、全部西側の製品が並んでいた。しかしどうやら設備が入っているのは酒井たちが泊まった部屋だけらしいのである。案内された部屋にしても、中には水が出なかったり水とお湯が逆の部屋があったりで、とても事前にチェックされ準備をされたとは思えず、結構トラブっていた。

食堂も一行のために無理やりオープンしたらしく、外からコックとウェートレスが派遣されてきていた。食堂に行くためには、まだセメントの粉ぼこりで真っ白に汚れた廊下を行かなければならなかった。

そこには斉南市のお偉方や様々な団体の幹部たちが、酒井たちとほぼ同数ぐらいでやって来ていた。

こんな田舎ではこうしてめったにない機会ということで、幹部たちが仕事にかこつけて出てくるのかなと思ったりしたが、そんなこともだいたい想像していた通りだったので、あまり驚くこともなかった。

青島へ行って、これから整備されるただ広い工場団地の中に建てられている建て屋に案内された時も、案の定であった。

「この建て屋はいつ建てられたのですか」

団員の一人が聞いた。誰もが二〇年くらいであろうと思っていたのだが、中国側の答えは「二カ月前」であった。

何しろ扉は上が合っているかと思えば、下には隙間が空いていたし、ガラスも全部均一ではなく、塗装についても、どうひいき目に見ても最近塗ったものとは信じられないほどくすんでいて汚いのである。

これも共産中国というイメージの中では当たり前で、納期や品質管理が極めて遅れているということを確認したにすぎなかった。

どこの都市でも中国側は合作（合弁事業）を強く希望していたが、酒井たちとしては「まだまだだな」という印象を深めるだけだった。

酒井のところにもプラスチック工場をやっているという人物が三人で尋ねてきた。

「工員が八〇〇人ほどもいる」と言う。

立派な工場案内のパンフレットをくれたので、相当大きなプラスチックの工場を持っていたに違いない。

「大卒の技術者は何人いるのか」と質問すると、三人で少し話し合った後、「三人いる」と答えてきた。

酒井が後で知ったことだが、日本と中国では大学生というものに対する感覚は全然違うようである。

当時中国では、大学を卒業した人が工場に行くというのはまずあり得ないことらしいのだ。これはイギリスなど欧州でもそうらしいのだが、大学へ行くというのは学究者であって実務者とは違うという受け取り方であるらしい。

そんなことともつゆ知らず、そのような質問をしたので彼らも返答に困ったのかもしれない。そこで、ゼロと答えるわけにもいかずに三人と答えたのであろう。

「私のところは社員は三〇〇人だが、大卒の技術者は五〇人いる」

酒井は彼らに言った。本当のところは社員一五〇人で大卒の技術者は二〇人ほどであったが、相手が八〇〇人の社員がいるというのでちょっとばかり見栄を張ったのである。

「今すぐにでも工場に案内したい」という申し出があったが、もし接待攻撃などを受けてしまって拒みにくくなるのも嫌なので、

「私共の技術を移転するには極めて高度な技術者が必要だ。大卒の技術者を二〇人ほど揃えたら、また話を持ち込んで欲しい」などといい加減な話をして、お引き取りを願うことにした。

そんな後に上海に来たものだから、酒井の頭はもう中国観光旅行モードになっていた。

それにしても昨日ホテルで食べた料理のおいしかったことといったらなかった。久しぶりに歓迎宴でも答礼宴でもない食事、しかも特別に卵のたっぷり入ったチャーハンはまったく日本人の口にぴったり。あと一日で日本に帰れることも、酒井の気分をウキウキさせる理由であった。

そうして観光気分でバスに乗り込み最後の目的地へ向ったのだが、その二時間後、酒井の心は

ショックで打ちのめされていた。

香港資本が作った合作工場で、おもちゃの製造を見たのである。上海で見たこの工場は、その前の八日間の共産中国のイメージを全く覆させてしまった。

立派な鉄筋コンクリートの二階建ての工場で、建て屋の外観からしてスイスとかドイツで見る工場のような感じすらした。工場内部には完全な流れ作業のラインができていて、組立ラインなど人手で行なう部分もあるが、ダイキャストや塗料ラインなどは完全に自動化されていた。

特に驚かされたのは作業員達だった。何しろ一心不乱、見学者が周りで見ていても脇見もふらないのだ。

ラインの先頭で、女優さんにでもなれそうな若い美人が作業員を厳重監視している。ちょっとしたミスや手が止まったりした作業員がいると、この美人が顔にそぐわない金切り声で叱咤するのだ。もちろん広東語だから意味はまったく分からないが、その分余計に激しく怒っているように聞こえる。

作業員の給料は日本円で月給約四〇〇〇円。ショックであった。この工場ならひょっとすると酒井の工場より能率が良いかもしれない。

興研の社員の給料を考えると、答えは簡単であった。「勝てっこない」

この工場は、中国にも日本に勝るとも劣らない工場が実現できることを証明していた。しかも非常な低賃金で。

「このままではいずれ負ける日がくる」というのが酒井の結論であった。

帰国後、次の月の幹部会で酒井はこの中国で経験したショックを管理職全員に伝えた。

「今から中国ではできないものを造る工場にならないと全員のクビを切らなければならない日がくる」

その年の幹部会ではほとんど毎回この話をした。

「単に物を製造する工場ではいけない。ただ製造するだけではいずれ中国に負ける」

しかし毎月こう叫んでみても、何も事態は変わっていくわけはない。

酒井はどうしたら良いのかを考えた。

「工員を物を造るための道具と考えるなら、中国に負ける日が来る」

「しかし、工員を、何をしたら良いかを考える人間にすれば、中国に負けないですむかもしれない」

では工場の人達は一体何を考えれば良いのか。思い悩んだ末に、酒井は次の結論に達した。

①もし工場で、技術の人が開発したものを造るだけだったら、なぜ売れなくなるのか、どうし

たら売れるようになるのか考えない。

自分たちが開発したものだったら、世間のことがすごく気になってくるに違いない。工場の人が世間を、そして世界を気にするようにしなければ、考える人間にはならない。

かといって、工場は直接営業ニーズを知ることは難しい。

だから現在生産しているもののにじみ出し形のシーズ技術を開発することを目標にしよう。

②興研の製造方法は近代的な生産方式からみて著しく劣っている。

この部分もさらに強化しないと、あっという間に中国に抜かれてしまう。新しいシーズ技術を開発する前にここで負けてしまっては何もならない。

ここは日本人の得意なところである。製造プロセスの研究も他社に負けないくらいやって欲しい。

③新しいことに挑むためには新しい管理手法が必要になるに違いない。

こうした新しい管理手法を工場自ら考え出せるレベルにしたい。

「もしこの三点が達成されれば、どんなに安い人件費で工場を運営されても勝てる分野が必ずある。とてつもなく大きな企業になろうというのなら限界もあろうが、他人のできないことだけやる分なら、今の社員のクビを切らないですむ仕事くらいあるだろう」

こうしてようやく目標が決まった。

目標が決まれば、次にこれをどうやって達成するかというプロセスが必要であるが、それはひとまず置いておいて、まず目標だけを高く掲げようと考えた。

そこで考えたのが名称の変更である。

興研には製造拠点が四つあって、飯能工場、足尾製作所、所沢製作所、二宮製作所と呼ばれていた。

「変な名前にしよう。実態はともかく、目標を目指す名前にしよう」

こう考えた末に「テクノヤード」と称することにした。

変な名前にすれば、必ず人から「テクノヤードって何ですか？工場と何が違うんですか？」と聞かれる。聞かれればそれらしく答えざるを得ない。

答えていくうちに、次第にそれらしくなっていくのではと、酒井は考えたのである。

今ではテクノヤードの定義を次のように少しだけ格好良く表現している。

テクノヤードとは
①プロダクトイノベーション
②プロセスイノベーション

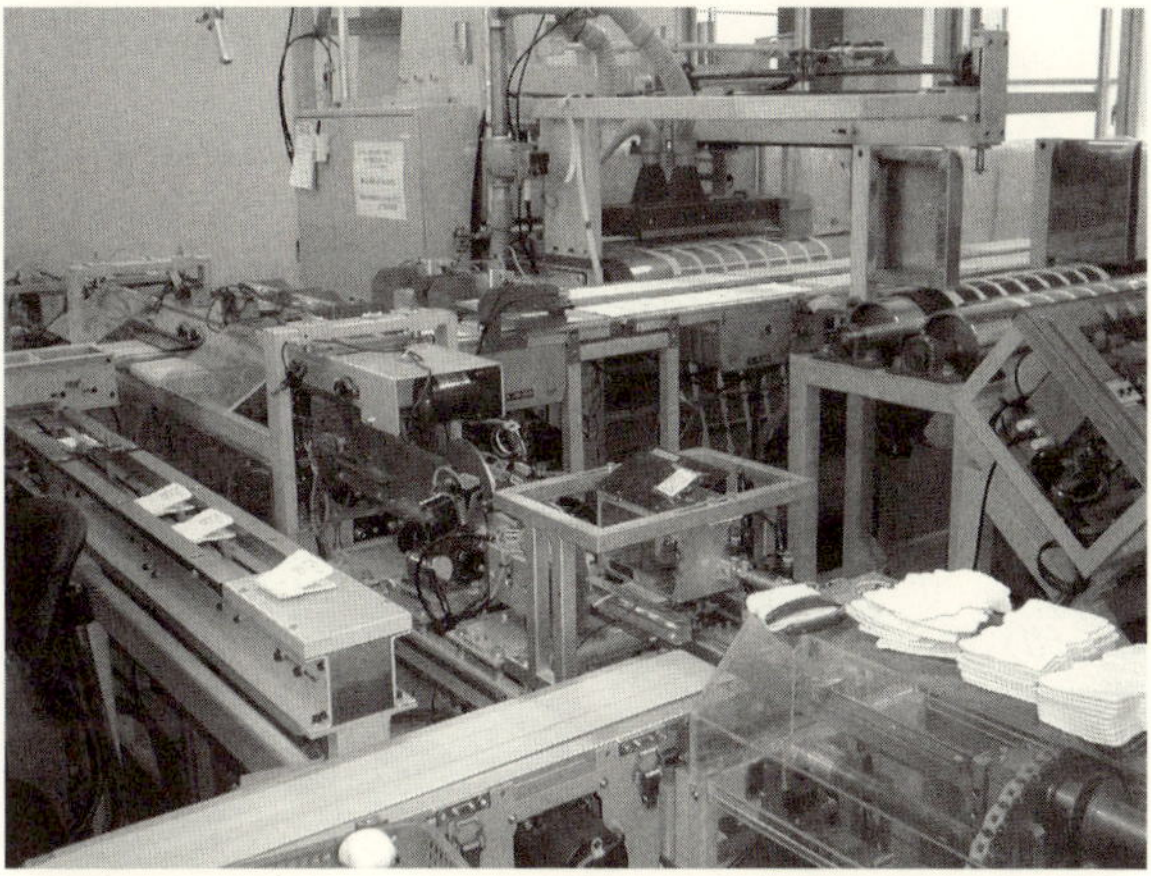

防じんマスクのフィルター生産ライン〈群馬テクノヤード〉

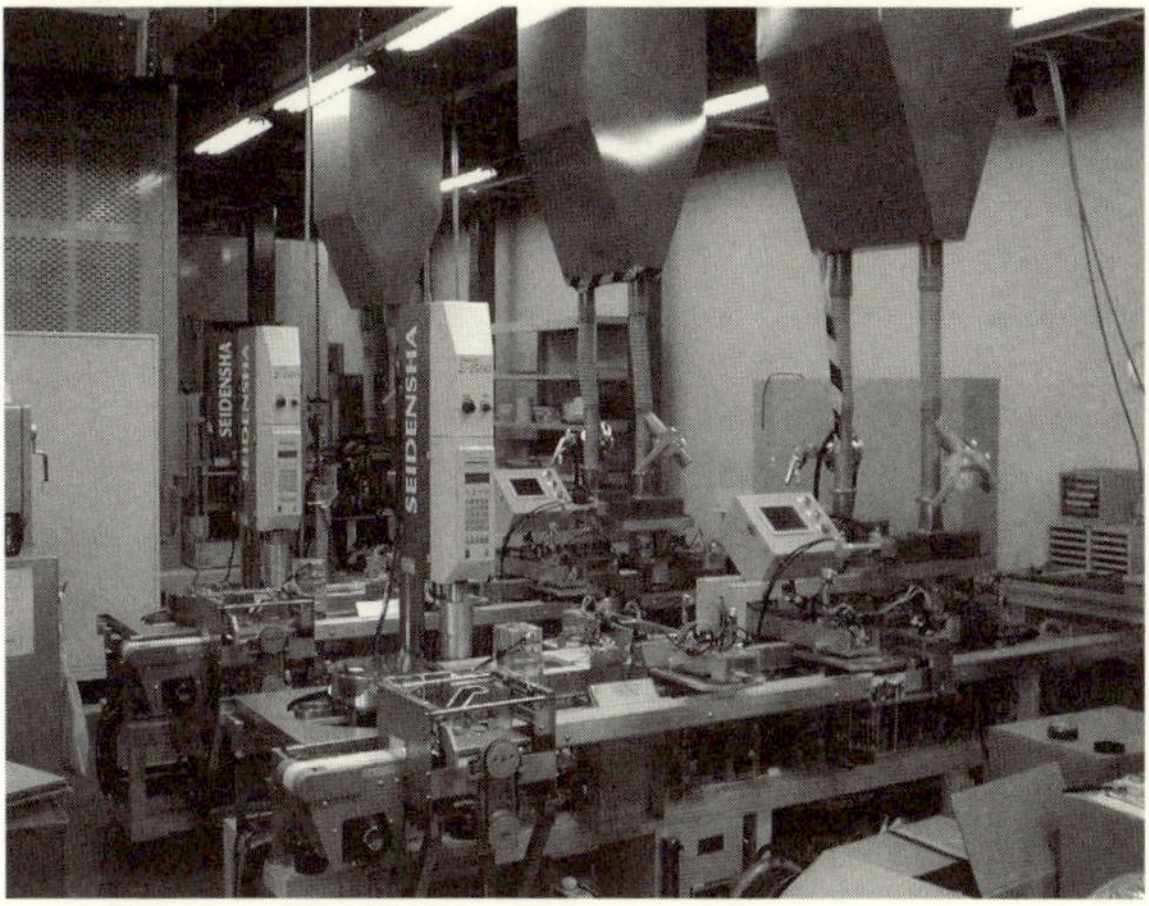

防毒マスクの吸収缶生産ライン〈群馬テクノヤード〉

③マネージメントイノベーション
が自らできるマニュファクチュアリング基地である。

これが今どのくらい実現されているのかと尋ねられるのが、酒井にとって辛いところである。完全にできているとはさすがに恥かしくて言えない。

しかしテクノヤードの中からもシーズ形の新技術が生まれつつあるのも事実であるし、コンサルタントなど外部の誰の指導も受けることなく自らの力でＩＳＯ９００１、１４０００を取得しているのも事実である。

現場の人が作業手順書を自ら書いて、提案制度によってその改訂も行なうようになってもいる。一人年間五件の提案を実現しているテクノヤードもある。

あのショックを受けた時に比べて、はるかに抵抗力がついていることだけは確かである。

◆造船不況

大阪・肥後橋にある本社の能力開発部の部屋に入った時、酒井は息を呑んだ。

以前にも一度訪れたことのある同じ部屋であったが、かつてのように、多くの人が活気に満ち満ちていた姿はどこにもなく、入り口側の三分の二には主のいない机が並び、奥の方三分の一ほどにも、ぱらぱらと人影を見るだけになっていた。

昭和五五年（一九八〇年）三月の日立造船本社の光景である。

彼らがほとんど部屋にいなかったのは、一人であまりにもいろいろなことをさせられるようになったので、席にいる暇がなくなったからだという。

「正直言いましてね、私だってどうなっちゃうか分からないんですよ」

係長は正直に語ってくれた。

課長も部長も姿が見えなかった。

オイルショックとニクソンショックが日本を襲い、第一次造船不況が起こったのである。

造船業はそれまで日本の輸出をリードし、もっとも早く世界ナンバーワンとなった業種であった。

造船業に防じんマスクを普及したことが、興研の発展の礎となったことは前述した通りである。

昭和五〇年（七五年）頃、興研の売上の中で造船の占める割合は三割に及んでいた。

しかし、それからの造船業は生き残りのための長い苦しい闘いの歴史となった。

コストダウンと陸上用機器への業種転換、工場閉鎖とリストラ、今日本中が迎えている苦労の先達ともいえた。

そして造船を最大顧客とした興研も、構造不況との闘いが始まったのである。

「顧客も自分たちが持っている製品もいつまでも安泰ではない」

「今売れている商品は必ずいつかは構造不況となる定めにある」

この造船不況は酒井にこのことを教えてくれた。

ただ酒井たちは幸運であった。日本の安全衛生思想はまだまだ発展途上にあったからである。造船以外の分野で新しいマーケットを獲得する可能性があったのだ。

鉄鋼も原子力も自動車もマスクの需要が伸びていったのである。そのうち建設などでも少しずつマスクが使用されるようになってきた。

しかし、どこの分野に行っても、興研は後追いであった。

あまりに収益の多くを造船業におんぶしていたので、マーケティング力となると著しく弱かったからである。

いつもいつも、新しい市場で他社の先行を許していた。

その結果、同じ製品を持って行ったのでは勝負にならないのだ。少々のリードではすぐ真似されて、あっという間に優位を失ってしまう。

仕方なしに出した結論は「絶対に真似のできない技術力を造ってしまおう」「それには企業の

体質を変えなければならない」であった。

酒井がしなければならないことは「どんな製品を開発しようか」を決定することではない。「黙っていても次から次へと新製品が生まれてきてしまう開発体質を持った企業を造る」ことである。

造船不況を経験したことで、一〇年後の興研をどんな姿にするかをイメージしたのである。

「次から次へと新製品ができる企業にするには、それが可能な力を持ち、しかもそれが当たり前と考える社員を創るしか方法がない」

「社員を信じ厳しく教育して、資本主義という過酷な環境に耐えられる人間を創っていくしかない」

そう覚悟したのである。

しかしこの考えは父・義次郎の理解を得られることは不可能であると感じた。

幸い、義次郎は新しい火事防災システムという事業を始め、それ以外には関心がなかった。酒井はそんな父に内緒で次々と会議を開き、社内の改革を始めた。

一〇年後にどんな会社にするのか、イメージ作りをどんどん進めた。

人事制度作りがその決め手であるとも思った。

酒井はわずか四年ではあったが、サラリーマンの経験がある。大学を卒業してレナウン商事（当時）に就職したのである。

そのサラリーマン生活で、社員がどうなるかは経営次第だと痛感した。

そしてサラリーマンは、会社や周りの人が評価する以上に自分を高く買っていることもよく分かった。

そして社員一人のブレーキは、推進力の一〇倍は強いということもよく分かったのである。

何をどのようにすれば自分のイメージする会社ができるか考えに考え、酒井は「私の理念」を作り、それを実現するための「新人事制度」を作った。

ごく最近になってようやく、「もしかしたら、実際にそれが実現されるかもしれない」と期待を抱かせるようになってきたように酒井には思われる。だから恐怖に追われて一〇年先の未来をイメージしたのだが、実際は二倍の二〇年以上も経っているということになる。

「そりゃ、あまりにも時間がかかりすぎているよ。お前の能力がない証拠さ」と言われれば「その通り」と答えざるを得ない。

だが逆にこのことだけは言える、と酒井は思う。

「その無能な私でさえ、イメージさえしっかり持ち続けて諦めなければ、そこそこのところまで行く、その証拠だけはできた」と。

あの時、造船不況が起こらず、バブルがはじけて長いデフレ不況となった今起きていたとしたら、酒井も今リストラだけに奔走していたに違いない、と。

ともかく造船不況は酒井にとっての経営の原点となった。

◆規格改訂

「あなたはいいですね。すごいお父さんに恵まれて、競争の少ない仕事で、何の心配もないでしょう」

まるであなたは無能な二世と言わんばかりばかりの言葉を、酒井はよくかけられた。半分は当たっているので反論することはしないことにしている。

同じように「『マスク』は良いよね、うちなんか大変だよ」という他業種の社長もいる。

これも半分当たっているので「そう見えますか」とだけ言うことにしている。

だが、他人の芝生という言葉もある。順調そうに見えるのは外から見るからに過ぎない。

たとえば、防じんマスクには国家検定がある。

マスクの性能は使用者には分からないので、性能の悪い製品が出回ることを防ぐために国が規格を定め検定を行なう、先進国はどの国もそうなっている。

その国家検定が粗悪品の氾濫を防いでいるのである。

そういう意味では、きちっとした製品を作るメーカーにとってはありがたい制度である。興研は国家検定が厳しくなるたびにシェアを増やしてきたことは確かである。

しかし国家検定がいつも興研の味方であったわけではない。

昭和五八年（一九八三年）の検定規格の改訂時もそうであった。

この時の規格改革は二つの大きな改正案があった。

一つは面体がフィルターと一体となっている「二級マスク」が廃止されたことである。

このタイプは軽量で小型、使用者には使いやすさで非常に人気のあるものであったが、マスクと顔とのフィットの点では問題があったし、使用者が洗濯して再使用されることもあって、実際にはどのくらいの性能で使用されているか分からないという欠点があった。

だから国家検定でこれが廃止されたというのも合理性があったのである。

興研ではこのタイプを規格から外すべきとも言っていた。

しかし実は興研でもっとも売れていたマスクも「１１７号」というこのタイプのマスクであった。

昭和58年の規格改訂で規格対象外となった当時のマスク

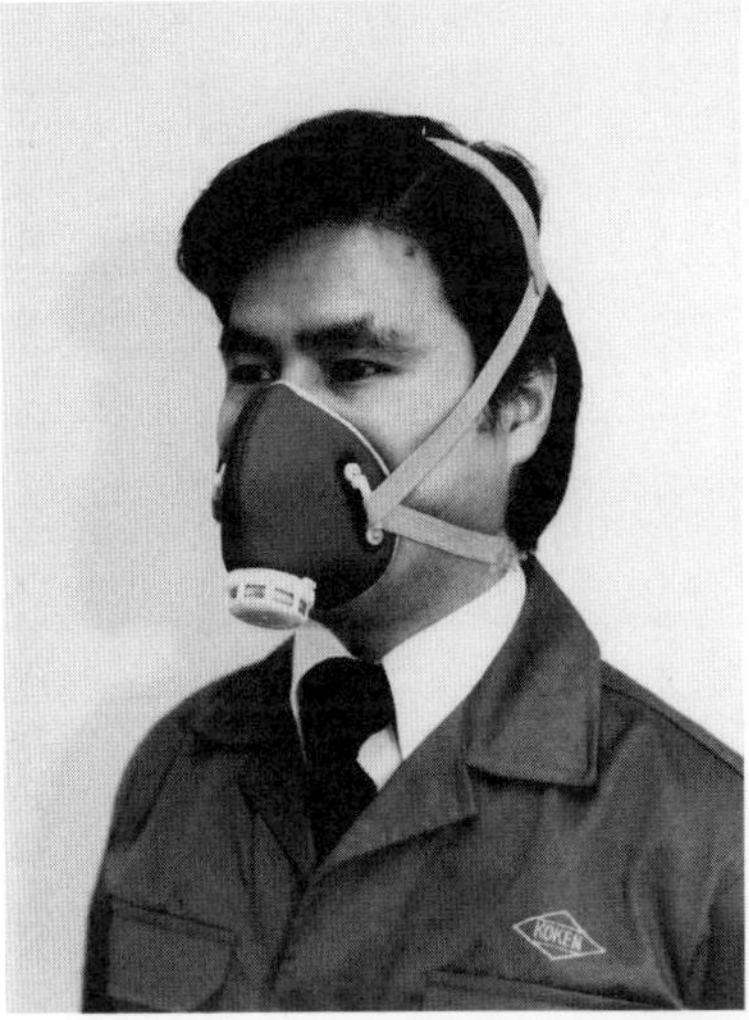

販売量ナンバー１の防じんマスク117型

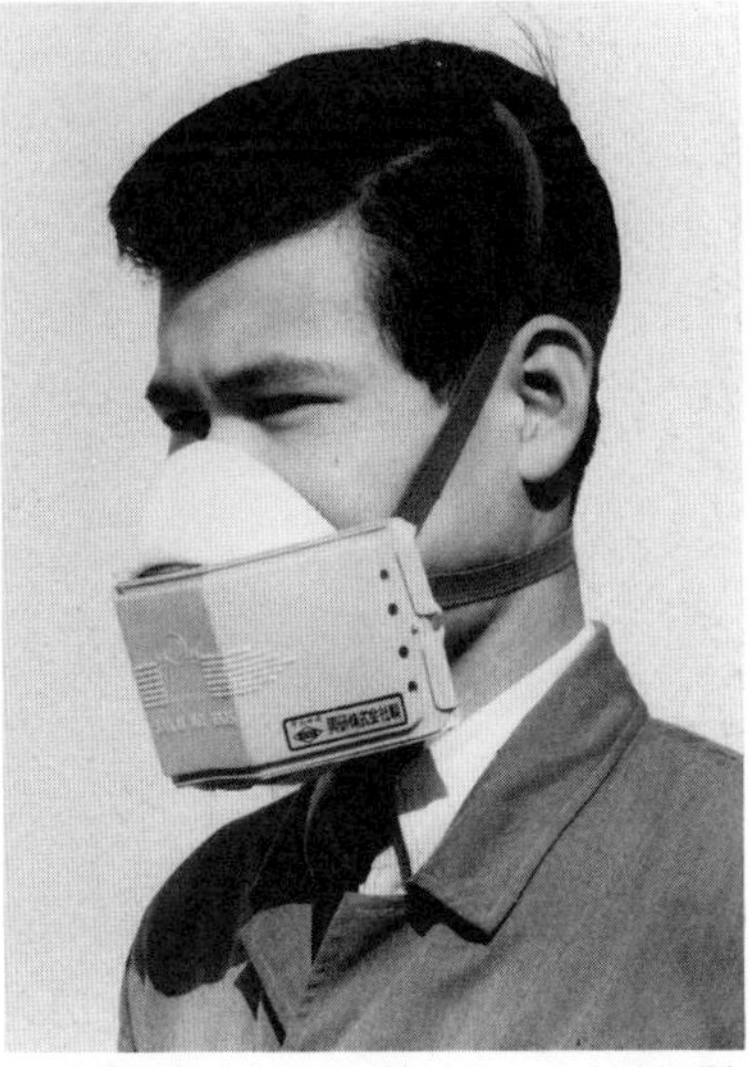

販売量ナンバー２の防じんマスク1005型

改正案の二番目は「マスクの構造は、マスクをかけて陰圧式のフィットテストができること」となったことである。

陰圧式のフィットテストというのは、マスクの空気取り入れ口の通気口付近をゴム栓などで塞ぎ、マスクをかけた時にマスクを押し付けたりすることなく、軽く息を吸った時にマスクがぴたっと顔に吸い寄せられるかどうかによって、マスクがフィットしているかどうかみるテスト法である。

ところが興研で二番目に売れていたのが「１００５型」というマスクで、マスクの空気取り入れ口にごく小さな穴がたくさん空いている構造で、ゴム栓で塞ぐこともできなかったし、フィルターを押さえるシールが長すぎて、粉じんを防ぐことはできても空気を完全に止めてしまうことはできなかった。

したがって外からゴム栓をつけてフィットテストをすることは全く不可能な構造であった。興研にとってはこの改訂で、売れ筋の一番と二番が規格から外されてしまうこととなったのである。

どちらの改訂も、防じんマスクはフィルターの性能とフィットが大切であるという思想から生まれたもので、当然といえば当然の規格改訂だったから、文句をつける筋合いのものではなかった。

しかし興研にとっては重大危機となった。117号については、こうしたタイプを販売していたのは興研だけではなかったし、あらかじめ覚悟はできていた。

しかしそれでもベストセラーが売れなくなるという恐怖は尋常ではなかった。

「117号と同じように軽量、小型、使いやすく、かつ美しいマスクを作れ」と酒井は設計の益子善充に命じていた。

この専門学校出の、納得しなければ絶対妥協しない頑固者、シャイで口が下手なだけにろくに挨拶もしない若者が、この命令を受けた。

この若者がいたことが、興研の危機を救ったのである。

「益子、その鼻梁部のスラントカットをもっときつくできないか。117はなぁ、接顔がモルトプレンだ。だからフィット性はともかく肌の当りは最高だ。だがこの素材では普通ではあの感触を出すことは無理だ。鼻梁部に強く当たる前に頬で受けるようにしよう」

「金型代はかかっても良いぞ、絶対ヒットさせよう。だから組み立ての楽な構造にしろ」

酒井のこうした無理な、しかも日替わりで出る注文に益子は応えた。

益子の図面ができ上がると、山本順子はその外観図をコピーにとり、くる日もくる日も絵の具で色を塗っていた。

技術部の事務係で、半分酒井の秘書だった彼女は、臨時のデザイナーとなって、ありとあらゆる色の組み合わせを試すようにと命じられていた。

何百枚もの色見本の中から選ばれたのはブルー系とピンク系の二種類で、結局それほど奇抜な色ではなかった。それでも、ブルー系は実際のインジェクション成形の段階で微妙に調整された。青と極めて白に近いグレーを混ぜた、この時作られた色は『興研ブルー』と呼ばれるようになって、その後に開発されるマスクの基調色となった。

こうしてでき上がったのが「1010A型」というベストセラー商品である。

しかし、素晴らしいマスクが開発されたという自信はあったものの、かつてベストセラーであった「117号」とはあまりに違うものであるため、これが売れるかどうかの自信は、酒井にはまったくなかった。

これが順調に売れ出すのを確認した時、やっと安堵の胸をなで下ろしたものである。

今考えれば、売れ出したのは当然だったのかもしれない。なぜなら「1010型」以上に小さく、軽く、美しいマスクは他社になかったからである。

ところが、問題だったのは「1005型」であった。1005型はフィットテストできない。

この点だけはどうにもならないように思えた。新規格の実施が近づいているのに、これだけはどうにもならなかった。

117の方は「1010A」という代替案があった。しかしそれもその時点では思惑だけかもしれないという不安の中にいた。

それにしても1005をどうするか。毎日毎日、酒井の頭の中はその心配でいっぱいだった。

「1005は新検定には通りません」というトークがライバルメーカーの営業マンから出だした。

毎日、夜中に目が覚めた。

(どうするか)

1021型を1005型の代わりとして売り切れるか。真っ暗闇の中で自問自答した。

そんな時、闇の中で閃くものがあった。

酒井はまんじりともせず夜明けを待ち、取るものもとりあえず出社して言った。

「マスクの本体にシャッターを設けよう」

外からシャッターをスライドさせ、吸気口を塞げばいい。

こうして闇の中から、世界で見たこともないフィットチェッカー内蔵防じんマスクが生まれた。

もうゴム栓は必要なくなった。

これによって、使用者は誰でも、いつでもどこでも簡単にマスクがフィットしているかどうかをチェックできるようになったのである。

1010Aは1117に代わってベストセラーとなった。そして1005はモデルチェンジをして引き続き二番目の販売量を誇ることとなった。

昭和六三年（一九八八年）

「政府は今アクションプログラムを実行中でございまして、政府が行なっているあらゆる規制について見直しているところでございます。今回は防じんマスクの規制につきまして、ご専門の先生方にお集まりを頂きまして、この規制について、とりわけ米国などで普及しております使い捨てマスクを検定制度に取り入れることを含めまして、ご検討をお願いいたしたいと思います。先生方のご意見を十分に踏まえながら、行政は行政として判断をさせて頂きます」

労働省（当時）安全衛生部長が行った、防じんの規格検討委員会での挨拶である。

「思った通りだ」私は確信した。

当時、中曽根内閣は貿易インバランスに対するアメリカの強い批判の処理に苦しんでいた。

中曽根首相はテレビで「一〇〇ドル」と書いた看板を持って登場し、一人一〇〇ドルのアメリカ製品を買いましょうと国民に訴えた。

そしてアクションプログラムと称して、米国に対して規制緩和の実施を約束していた。各省何件ずつだったか均等の割当があったらしく、労働省も何かをしなければならなくなった。その結果、防じんマスクに白羽の矢が立てられたのである。

委員会が開かれると聞いたとたん、酒井は使い捨て式マスクが日本の国検に入ってくることを確信していた。

アメリカではシングルユース、つまり使い捨てのマスクが検定化されていた。このマスクについては、３Ｍ社が圧倒的なシェアを誇り、一般の取替式防じんマスクを駆逐していた。事実、大半が３Ｍに代わったという情報も得ていた。

使い捨て式はなるほど、ユーザーにとっては導入しやすい商品である。

以前に二級と呼ばれた商品が良く売れていたのも同じ理由からだった。何しろ軽く、仰々しくなく、接顔部が繊維で違和感が少ないからである。ただこのマスクは呼吸が往復でフィルターを通過してしまう。

フィットという点でも取替式には劣る。何よりフィットしているかどうかの判断が難しいのだ。そして、顔と接触している部分がフィルターとしての役割をしなくなるので、試験と実際の使用時とは同じ条件とはいえない――等々、本当に有効かどうか、今までのマスクと同一には論議できない部分が多かった。

もしこの使い捨てが日本でも認められるようになったら、「日本の防じんマスク市場もアメリカと同じことが起こる可能性がある」。

酒井の心の中は恐怖心で一杯だった。

ただ唯一救いの情報があった。

「アメリカでも再び取替式に戻るユーザーが出始めた」

というものであった。

防じんマスクの検討委員会には米国の商務省からも二名のオブザーバーが参加し、様子を見ていた。市場開放のお目付け役だったようだ。

大変面白かったのは、そんな中で米国の検定機関であるＮＩＯＳＨの検定員から「個人的な意見であるが」と断りながらも「このような使い捨て式のマスクは検定に入れるべきではないと思う」という意見が寄せられたことである。

結局、委員会の意見は「使い捨てマスクを有害性の高い環境では使用すべきではないこと、使い捨てを徹底させることなどの条件を付けながらも使用を認めてもよい」というものだった。

委員会の決定はどうであろうとも酒井は確信していた。現規格をかなり修正してでも使い捨てマスクは規格の中に入ってくる。今開発しておかなければ間に合わない。

このため事前に技術陣が招集されていたのである。

「使い捨てマスクを開発しよう！使い捨ての弱点はフィットであり、フィルター面積が全部使用されないことだ。その部分に工夫をし、3Mとは全く違う使い捨てマスクを開発しよう」

「取替式から使い捨て式に主軸を変えるわけではないが、使い捨ても自分で持っていないとその長所と短所を公正に主張できない」

こうして興研では、使い捨てマスクの開発が急ピッチで進んだ。この時も、それ以前に開発してあった花粉用マスクがベースとなった。

まだ花粉症が深刻な問題となる以前の話である。

ちなみにこの花粉用マスクは、花粉の粒子が通常防じんマスクが扱っている粉じんと比べて直径が一〇〇倍以上も大きくて大したフィルターでなくとも採れてしまうので、いわば誰でも開発できる、何も当社がやる必要がない製品だという理由で製品化を見送られたものだった。今でもその理由で花粉用マスクは興研では製品化していない。

しかしお蔵にしまわれていた「パレン」と名付けられていた花粉用マスクを、その形状を少し大きくし、「接顔リップ」というこの手のマスクでは例のない機構を取り入れて、急遽「ハイラック」という名称で製品化して、この規格改訂に対応することになった。

興研も使い捨てマスクという分野に進歩したが、巨大な資本力を持つ3Mと真っ向からぶつかることはしなかった。

つねに3Mより若干高い値段を付け、高品質で勝負した。

だが、この商品を手にして何よりも良かったことは、「取替式」と「使い捨て式」の長所と短所を公正にユーザーに伝えることができるようになったことである。

ユーザーの信頼を手にできたことの方が、はるかに大きな意味を持っていった。

結果として、防じんマスクの興研の評価はますます固まっていったが、それが分かるまでの間、酒井はやはり生きた心地がしなかった。

平成一二年（二〇〇〇年）

昭和五八年（八三年）と昭和六三年（八八年）の規格改訂で、興研は肝を二回冷やした。「どんな風に規格が改訂されても、それに対応できる技術力を持とう」と酒井は思った。

昔飯能工場と呼ばれていた飯能研究所の一号棟は、フィルターの試作機で埋め尽くされようとしていた。ありとあらゆるフィルター基材の開発に取りかかったからである。

平成六年（九四年）、海外ディビジョンからアメリカの規格が変わりそうだという情報が入ってきた。

しばらくして米国政府は改訂の原案を明らかにして、一般から意見の提出を求めていたことも分かった。

この原案に対し、3Mが激しく反対のコメントを提出したが、その内容も手に入れることができた。

3Mの意見は私達からみて、誠に正当であるように思われた。そのことから「規格改訂は3Mがターゲットになっている」と感じられた。

「新しい米国規格では、3Mが世界を席けんしていた『8710』が合格しないようだ」という見解が、飯能研究所から寄せられた。

8710のフィルターはミクロンとはまったく別のものだが、静電気を利用している点では同じである。そのために今度の規格は静電フィルターを潰そうとしていると感じられた。

まず試験流量が三〇リットル／分から八五リットル／分に大幅に増やされた。

一般の呼吸は一五～二五リットル／分だから異様に多い流量である。

呼吸は、吸ったり吐いたりしている。それも一定のスピードではなく、ゆっくりスタートし加速し、最高スピードに達し、そしてまたゆっくりになる。

この呼吸の一瞬の最高スピードを連続にして試験しようというのだ。

静電気で捕集するフィルターは、このフィルターを通過する時のスピードに影響される。だから目の細さで繊維にぶつけて取るタイプ、いわゆるメカニカル式と呼ばれるフィルターと比べると流速が増えると圧倒的に不利になる。

また静電タイプのものは、組織の目を荒くして呼吸を楽にしているので、初めに高い性能があっても、そのうち徐々に性能が落ち始める。そしてボトムという最低の性能を経た後、目詰まりによって再び性能が上がっていくという現象がある。

今後の規格の判定は、その平均やトータルではなく、そのボトム値で評価されるという。

次に新しい試験粉じんに固体粒子用としてＮａＣｌ（食塩結晶）、液体粒子用としてＤＯＰ（ジオクチルフタレート）というオイルミストが使われることとなった。

このＤＯＰという塩ビのカソザイ（塩ビを柔らかくするための材料）として使用されているオイルは、樹脂への浸透力がとりわけ高い物質で、樹脂が静電気を維持するための絶縁を破るものだった。これが試験粒子に使用されれば、ミスト用としては静電フィルターは壊滅せざるを得な

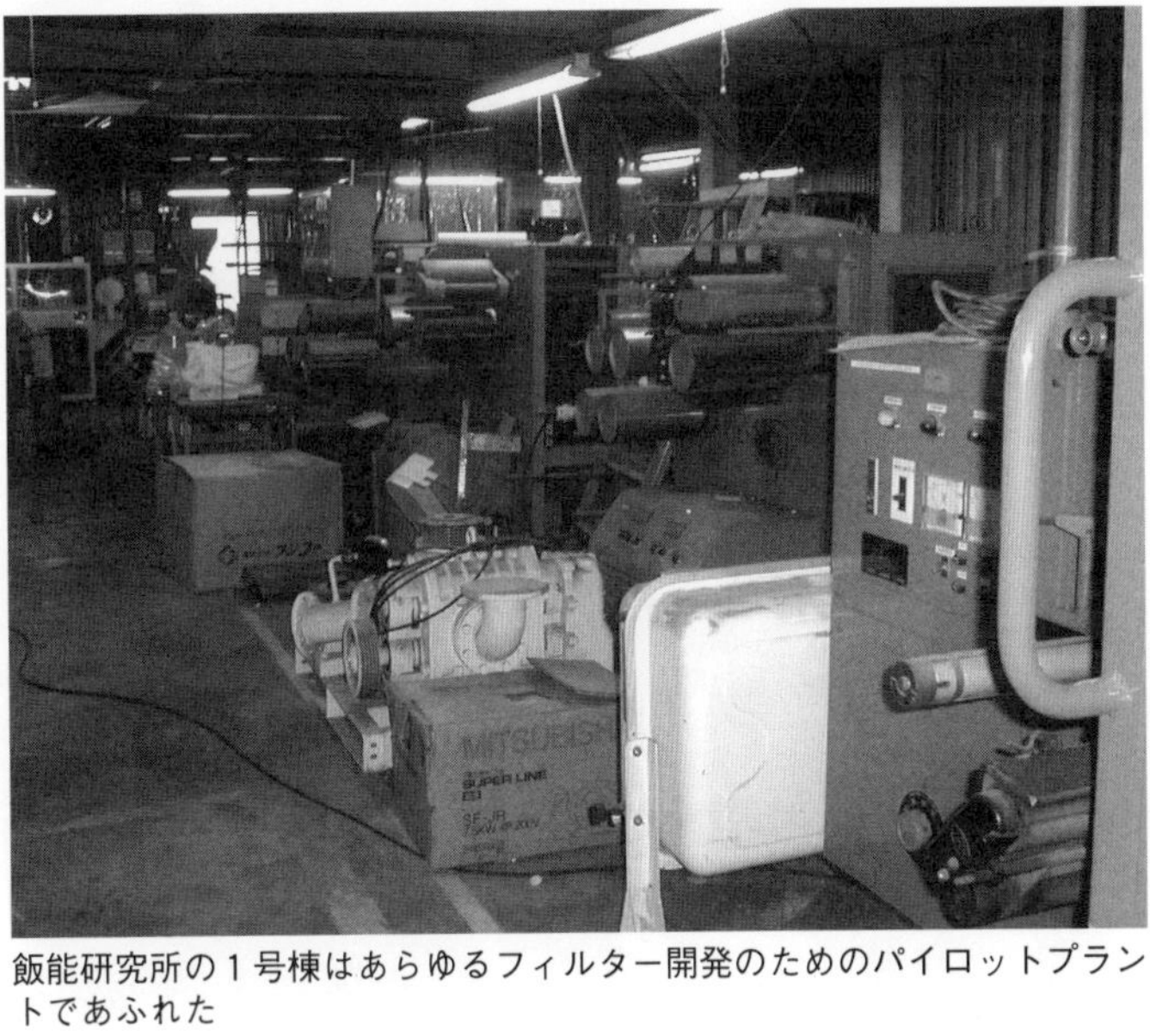

飯能研究所の１号棟はあらゆるフィルター開発のためのパイロットプラントであふれた

かった。

興研のミクロンフィルターは水に対しては極めて高い性能を示し、少々のオイルならかなり耐性のあるものであったが、このＤＯＰに対しては最初は高い性能を示すものの、５０ｍｇ以上捕集すると性能が著しく落ちてしまっていた。

いずれ日本にもくるなと思った酒井は、飯能研究所の副所長・木村一志を呼んだ。

「ＤＯＰは厄介だ。だが必ず日本にもくる。ミクロンを改良しておこう。どうだ、ミクロン樹脂とフッ素樹脂を共重合させたらどうだろうか」

私の問いかけに木村は答えた。

「いや、もうやっているんですよ。ＤＯＰは大丈夫です」

酒井はびっくりした。そしてこれほど嬉しいことはなかった。

これまで多くの危機を酒井自身が予感し、それを克服してきた。

しかし、その危機の予感はすべて酒井の危機感だったし、その克服へのアイディアも酒井から出たものが多かった。

しかし木村は酒井の危機感を先取りしていたし、その解決へのアイディアも自分で持っていたのである。

この日以降、酒井は社員の自発性に驚かせられることが増えていくことになる。

「何、お前こんなことやってたの」

酒井の口からそういう台詞が出ることが多くなっていく。

この日が、その最初の日となった。そして、木村が続けた。

「ただ問題があるんです。樹脂の価格がキロ当り二万円くらいになってしまうんです」

「それじゃ開発できたことにならないよ」

その日から木村の別の挑戦が始まった。

コストを下げるためには、フッ素樹脂の量を徹底的に減らす必要があったからである。

これから先は、地道な技術力とアイディアの総合作用である。木村は今まで作っているミクロン樹脂を徹底的に分析し、重合度ごとに抽出した。そしてそれとフッ素樹脂との共重合でどれがフッ素樹脂の量を減らせるか、そしてどんな構造のフッ素樹脂が良いかを調べ始めた。

それこそ一〇〇〇種に及ぶ組み合わせが試みられたのである。

平成一〇年（九八年）、日本の防じんマスクの規格改訂の検討会が始まった。

国際規格との整合性がその目的であったので、試験方法はヨーロッパのEN規格にするか、米国のNIOSH規格にするかのどちらかであった。

もしミクロンフィルターがどちらの規格にも対応できると分かっていなかったとしたら、興研は生きた心地でこの作業部会に出席することはできなかっただろう。

圧倒的なシェアを誇るミクロンフィルターは、他社から見れば市場から消えて欲しい最大の目標だからである。

この規格は静電気を用いないメカニカルフィルターと呼ばれる濾紙フィルターにとっては、とりわけ厳しいものではない。したがって良い静電フィルターを持っていないところでは、チャンスがきたと思っていたに違いない。

米国では、この試験の採用によって静電フィルターが市場から消えてしまったのを見ているからである。

結局、試験方法はＮＩＯＳＨ規格と同じものとなった。

十分に規格がクリアーできることが確認された時点で酒井は言った。

「通気抵抗も現状より上げるな。この不景気では価格も上げられない。ユーザーには昔のミクロンとどこが変わったのか分からないくらい自然に交代できるようにしろ」

それからは研究所と狭山ＴＹの連合軍による戦いが始まった。

ミクロンフィルターの製造装置は五億円をかけ一新されたが、量産機で試作と同じ性能を出させるのには作業員全員が参加しての大変な苦労が必要だった。

しかしこうした苦労はメーカーなら誰でもする苦労である。日本の企業のもっとも得意とする分野でもある。

平成一三年（二〇〇一年）、かくして新検定に合格したミクロンフィルターは何の苦労もなかったごとく、いや、国家検定の改訂などあったのかと思われるほどスムーズに、今までのユーザーに供給されていったのである。

3Mの8710は使い捨てマスクの首座を降りた。しかし3Mは別の製品開発でこの規格をクリアーして、今も使い捨て防じんマスクの世界に君臨している。

3Mは酒井がもっとも尊敬する企業の一つである。技術立社である点、次から次へと今までにない商品を作り出してくる点等々学ぶべきことが多い。世界的な企業であるからこそできた芸であろう。3Mと同じような世界的な大企業になることは出来ないだろうが、この開発体質は負けずに持ちたいと思っている。

もし木村が事前にこのリスクを感じて対応していなければ、興研は非常に苦しい立場に追い込まれていたかもしれない。

Ⅲ ひとマネでない理念を求めて

1 どんな企業にしたいか

昭和五六年（一九八一年）、酒井は名実ともに興研株式会社の社長に就任した。

この時、父・義次郎は自分が始めた火事防災システムがうまく進まないことで相当苛立っていた。

何とかしなければということで、大成建設の常務だった藤井秀也氏を招き、この事業を任すことにした。

そこで「コーケン防災システム」という会社を作ったが、黒字になる見込はつかない。

結局、興研の営業部門をこのコーケン防災システムにつけて、マスクの利益の半分を移すことでこの新会社を維持させようとした。

そういう理由で眞一郎は製造部門の社長になったに過ぎなかった。

しかしそんなことはどうでも良かった。

藤井氏はなかなかの人物で力量も相当あると思われたが、やはり巨大建設会社の常務である。中小企業の、ましてや技術の集約する製品の割には雑貨品にしか見てもらえないマスクの営業を一瞬にして理解できるはずもなく、協和銀行（当時）から来て営業を統括していた波多野専務もすべて酒井に相談に来るということも変わらなかったので、実質的にこの分離は何の不都合も感じなかった。

もっとも、実質的には昔と何も変わっていなかったが、名刺に社長と付くと肩にかかってくる重みは以前とは比較にならぬほど大きく感じられた。

その頃、酒井は若い社員の仲人をすることが多く、彼らが赤ちゃんを連れて自宅に訪ねてくることも多かった。

彼らの子供が大きくなって「うちのお父さんは世界一のお父さん」と思うようになる時、彼らはどんな収入を得てどんな仕事をしているのかに、酒井は思いを馳せた。

父・義次郎の経営は、すでに記したように、社員を信用しないことを原点としている。

今、この当時の義次郎の経営をみれば「何ともすごい経営をしている」とアナリストたちから絶賛を浴びるに違いない。なにしろ徹底したローコスト経営だったからである。

一〇〇人あまりの社員がいたが、技術者は四、五人しかいなかった。

営業所は一三カ所あったがほとんどすべて営業所長だけであり、奥さんが留守の電話番をしていた。

製造もできる限り外注していた。社員の給料もぎりぎりまで低く抑えられていたのである。

しかし、今流にいうところのローコスト経営は、この時点で限界に達していると酒井は思った。新製品を出す能力も、品質管理も完全になかった。もし昭和五一年（七六年）から新卒の採用をしていなければ、社員は小学校しか出ていない生え抜きの古参と、会社を転々と渡り歩いていた中途採用者ばかりであった。

「早晩行き詰まってしまう」

酒井は何とかしなければならないと思っていた。

「この若い社員が子供に胸を張れるくらいの給料を出してやりたい。だが今の彼らの仕事ぶりではとてもそれはできない。それを可能にする為には、彼らが高給を取れる以上の仕事をしてくれなければならない」

同時に企業はチームワークである。

一人の社員が抜きん出た仕事をしてくれても良い体質の会社にはならない。社員全員がベクトルを合わせ、最大のパフォーマンスを発揮してもらえるようにもしなければならない。

それを実現するためには社長である酒井だけではなく、社員全員に同じ思いを持ってもらわなければならない。皆が共通の目標に向って自分達の力をアップする努力を続けてもらわなくてはならない。

そこで、興研社員にはこういう考えを共通して持ってほしいという酒井の目標を社員全員に示すことにした。安直だったが「我が社の理念」というものを即席で作り、皆に配ったのである。

酒井は言う。

「今読んでもはなはだひどい文で、読んだだけではイメージしにくく、なおかつ少々の解説を加えないと真理が伝えられないもので、これをここで発表することはいささか恥かしくもあるが、何にしても以後二〇年間、これをベースに興研というものが経営されており、興研を紹介しようというときに省くわけにはいかないので、以下、この理念を通じて話を展開してみたい」と。

ここで、酒井自身による「我が社の理念」の解説に耳を傾けよう。

我が社の理念は「総合理念」と「行動理念」からなる。

◆総合理念

1　私達はクリーン、ヘルス、セーフティを追求し、その技術、サービス、文化（思想）を適正な価格で供給することにより社会に貢献し、私達の生活を豊かにします

私の経営理念は父（義次郎）への反抗心から生まれたと言ってよく、父と対蹠的である。企業業績の向上と個人の幸福、競争社会ではえてして背反的でさえあるこの二つをどうしたら両立させることができるかということが、我が社の理念のすべての狙い目となっているのである。

この両立を図るためには、社員に市場原理の厳しさ、そしてその中で生きていく意味というものをまず理解してもらわないといけないと思った。

私の若い頃は社会主義国が全盛の時代であった。マスコミも知識人も社会主義思想が進歩的だと考えられている時代で、資本主義は悪で、そのメカニズムの主役を演ずる株式会社という存在は、金儲けのために悪いことばかりをしている存在という記述が氾濫していた。

実際にこの五〇年間、新聞に出てくる会社は悪いことばかりをやっているではないか。

でもそんな悪い株式会社というものが、いつまでもなくなりそうにないのは何故なのだろうか

経営の視点

ガラス張りの評価 不可欠

能力主義賃金制の導入

「個性」すくい昇進に反映

年功序列賃金を見直し、能力主義に基づく賃金制度を導入する企業が増えている。この制度がうまく機能するには、公平でガラス張りの人事評価が欠かせない。

☆　★

防じん・防毒マスクメーカーの興研は昨年、全社員約二百人を対象に、新人事管理制度を導入した。業務実績、専門能力、管理能力の三つの評価基準で社員の能力を評価するが、三つ合わせた総合評価ではなく、別個に評価、それぞれ昇進や昇給に反映させる。

「個性や特性が異なる社員一人一人に最大限の力を発揮してもらうには平均点で見がちな総合評価はなじまない」と、田中敏之常務は新制度の狙いを語る。

また、評価基準はだれにでもわかるように工夫している。例えば、業務実績の評価では、評価項目ごとにきめ細かく定めた評価点数を加算するポイント制を導入。決められた資格制度に基づき、百ポイントに達した社員は毎年四月に自動的に昇格させる。達しない場合はその点数を翌年度に繰り越せる。

評価項目は、営業会議やQC（品質管理）大会での組織表彰実績、特許出願登録や提案制度の受賞など個人・グループ表彰実績、勤務実績——といった六項目で、項目ごとの配点は公表している。

専門能力の評価でユニークなのは「マイスター制度」。専門知識の習得に見合って、最下位の「ニッケルマイスター」から最上位の「ゴールドマイスター」まで四ランクに分け、ランクに応じた手当を支給する。昇格は社内の研修や指定した外部の各種資格を取得することで決まる。今年四月にはまずニッケルマイスターが登場する予定だ。

☆　★

人事考課で自己評価制度を採用する企業が増えているが、社員の自己評価と上司や社長の評価が一致するまで議論して評価を決める企業がある。メカトロニクス機器メーカーのサヤカ（東京、猿渡盛之社長）だ。

年に二回、約四十人の社員は自己評価を所定の用紙に記入、申告する。評価項目は五十—六十項目あり、全社員共通。同時に、上司が部下について同じ用紙で評価を記入、猿渡社長が最後にチェックする。

自己評価と経営側の評価を照らし合わせて評価を確定するが、項目によって当然食い違う個所が出てくる。猿渡社長は社員一人一人と平均一時間は話し合い、その食い違いを埋める。

「社員には自己評価の根拠を徹底的に聞くが、話し合うことで上司や私が見落としていた面も明らかになる」（猿渡社長）。

自己評価と他者評価を一致させるやり方が可能なのは、同社が毎年三月と九月の二回、社長以下全員参加で経営計画策定の会議を開き、情報を共有する場を作っているからだ。

三月は泊まり込みで猿渡社長がその年の経営方針や戦略をはじめ、決算数字など多くの経営情報を公開、それに基づいて社員は小グループに分かれて議論する。

社員数六人の八〇年から実施している会議で、お互いに本音を言い合える関係を築けたことがこの人事評価制度の成功につながっていると言えそうだ。

（編集委員　岡崎昌史）

社員の評価制度についての紹介記事（「日本経済新聞」1996.2.4）

と私は考えた。

「きっと株式会社は世の中に必要なことをしている」

では一体何をしているのだろうか。何をしているから社会にその存在を許されているのだろうか。

「株主をお金持ちにしている」からだろうか、それが企業が存在を許される理由なのか私は自問した。

近年、株主重視の経営が叫ばれている。でもそれはよほどその本質を誤らないようにしないと危険な方向に行く恐れがあると思う。

利益は、企業にとって存続に欠かすことのできない要素だが、利益を重視するあまり、何をしても良いというわけではないと思うのだ。

会社が社会に存在を許されている理由は、むしろ次の三つの機能を果しているからではないだろうかと思う。

1）社会に財やサービスを供給する

株式会社は、世の中に必要なものを実に素早く、効率よく供給する。

競争原理の下ではスピードとコストパフォーマンスの点で、株式会社は極限の機能を果す。そのパワーは恐ろしいほどである。

ロシアや東ドイツの共産主義が崩壊した時、軍事技術を除くすべての民生品がまったく西側の製品に対抗できなかった。競争原理の下の社会は何と効率の高い社会を作るかが証明された。

株式会社は人々に高い効率で財やサービスを供給できるから存在を許されているのだろう。

2）雇用をする

株式会社が社会に認められるもう一つの理由は、雇用をしているということではないだろうか。

資本主義国では人口の大半が会社に雇用されているといってよい。

国家というものもしょせんは国民のためにあるわけで、国民が豊かになるということは会社がどれだけ社員に賃金を支払うかということとイコールである。

会社がどれだけの雇用機会を与え、どれだけ高い給料を支払えるのか、それによって少なくとも物質的には国民が幸福になれるかどうか分かる。

新しい会社が次々に生まれ、より高い給料を払える会社が増えていくことが社会全体の幸福に繋がっていくのだ。

3）納税をする

こうした役割があるからこそ、会社は社会に存在することを許されるのだと思う。

会社がそこに存在すれば、それだけで社会に負担をかけているということになる。

会社だからといって泥棒に入られても警察は出動しなくても良いとか、火事でも消防は来なくとも良いとか、ゴミはすべて会社が自分で処理するとか、そういうわけにはいかない。

だから会社は納税することが義務づけられている。

たくさんの利益を上げてたくさん納税すれば、個人からの税金を少なくすることができるかもしれない。

納税をするからこそ、会社は社会に存在することを認められるのだと思う。

私はこの三つの機能をよりよく果すことが良い会社の条件で、社員に誇りを持たせる条件だと思った。それを「我が社の理念」の中に取り入れようと思った。

最初に、興研はどんな財やサービスを世の中に供給したら良いのかということである。興研の製品は防じんマスクや防毒マスクなどのマスクである。

しかし、マスクを供給する企業と定義することはしなかった。

遠い将来を考える時、マスクに限定することはリスクが大きすぎる上、大きな志を示すには不足であると考えたのである。

そこでマスクというものを見つめ直すことにした。すると

①マスクは汚れた空気をフィルターで濾過してクリーンにしている
②マスクは着用者を健康（ヘルス）に保つ手段である
③マスクは広い意味で安全（セーフティ）の範疇に入る

つまり、興研はクリーン、ヘルス、セーフティを供給する会社なのだ。技術者達はマスクの枠を越えて研究しても良い。しかしクリーン、ヘルス、セーフティの分野に限ると定めた。

これによって、興研が仕事の分野を大幅に拡大することを可能にしたのだが、同時に儲かるならどんな仕事でも良いというわけではないと定めたのである。

その技術、サービス、文化（思想）などという妙なものをこの文に加えたのは、世の中が物の売買よりもっと違ったものを高く評価する時代がくるかもしれないと、あえて加えてみたのである（今でも興研は物の販売がほとんどなのでイメージ通りにことは進まない喩えかもしれないが）。

しかし問題は「私達の生活を豊かにします」と謳ったことである。

これが雇用する、国民を幸せにするというところからきていることは言うまでもない。

しかし賃金は会社からみればコストであるから、むやみに高くすることは競争力を失う原因となる。

同じ仕事をしている限り、賃金が安い企業の方が賃金の高い企業より競争力が強いに決まっているからである。

今日本中の企業がリストラ、年功賃金の打破などに取り組んでいる。

それは明らかに同じ仕事に対して日本の賃金は高すぎてコスト競争力を失ったから起こっているのではないだろうか。

「私達の生活を豊かにします」と理念に謳った瞬間、進むべき道は一つに限られたことになる。

「高い人件費に打ち勝つだけの仕事を社員にしてもらうしか生きる道は残されていない」

他人と同じことをやっていては、この理念は実現できない。次から次へと新技術、新製品を生み出していける企業になってこそ、この理念が実現できる。

ローコスト経営への決別宣言だった。

> 2　私達は考え行動することにより創造的価値を生み出し、私達の周りにいる人たちと共に幸福となることを求めます

「創造的価値は考え行動することにより生まれる」などと書いたのは、とかく「考える人は行動しない」「行動する人は深く考えない」ように見えるからである。

『チーズはどこへ行った?』という本が爆発的に売れたようである。「考える人は行動しない」ということを強く警告した本のように思う。

しかし考えないで行動する人の方が成功するとはとても思えない。でたらめに行動して崖から転落してしまう人も数多いからである。

しかし考えていながら行動しない人の方が、圧倒的に多いということは事実だ。

私自身もその種の人間だと思う。自分への戒めとして書いたと言っても良いかもしれない。

この項で問題なのは「私達の周りにいる人達と共に幸福となることを求めます」という文である。

今時の言葉で言うと共生という言葉なのだろうが、これが実はとても難しいテーマなのである。

今年(平成一四年、二〇〇二年)一月に私はスカイパーフェクトTVの『ビジネスブレークスルー』という番組に出させてもらった。

その一時間番組の中で、興研の社員が「社長はどんな人ですか」という質問に答えるシーンがあった。全員が仕事には厳しいという答えであった。

予想はしていたことであったが、よほど恐ろしいと思われているのだとよく分かった。しかし手綱を弛めようとは思わない。なぜなら少しでも高い賃金を払いたいからである。他人と同じことしかできない人には低い賃金にしてもらわないと競争に勝てないからである。興研の社員全員に他人にはできない仕事をしてもらいたいと思うから、厳しいことを言うのである。

アメリカ流の経営では「叱るな、首を切れ」という言葉があると聞いたことがある。これを聞いた時「一面の真理をついているなあ」と感心させられた。人は叱られた時、反省するよりは恨むことの方が多いからである。

しかし、労働の流動化が初めから備わっているアメリカ流の経営を日本でやるには、現在のところあまりにも無理があると思う。失業者に過酷な負担をかけることとなるからである。日本の失業の深刻度は、数字では絶対表わすことのできないものである。

構造改革の名のもとに、リストラと称する首切りを奨励するような政策が、個人個人にとってどれほど痛みを与えるのかまで考えないと、構造改革は決して成功しないと思う。

そこに日本の構造改革にアメリカ人には理解できない難しさがあるのだとも思う。

ともかく競争に打ち勝てるだけの力を持ってくれるまで叱ることもやむを得ないと思っている。

共生についても同じである。相手を甘やかす共生では、結局共倒れになる危険がある。日産自動車のゴーン革命とは、こうした甘やかされた系列を破壊してしまおうということなのだと思う。

お互いに厳しい注文の付け合いの中で、お互いの長所を伸ばしていく共生でなければならない。興研でもこれからどうやって達成していくべきか、まだまだ遠い目標の一つである。

しかし共生は、日本人にとって非常に重要な概念だと思う。

個人の自由と権利の尊重はフランス人が生み出しアメリカが育てた概念で、アメリカ社会は徹底的にそのシステムを強化して今日の強国を作っている。

この真似をしてアメリカを追いかけても、日本がアメリカを凌駕することはほとんど不可能である。

そこまでアメリカのあらゆるシステムがその思想で統一され洗練されていると思う。

しかしその結果、アメリカはあまりにも天才だけが評価される国になってしまった。天才が生まれるにはその下に何百倍の凡人の努力が必要なのだが、アメリカ社会はこの人達への配慮がほとんどないかのように思える。

そこが日本のつけめではないだろうか。

アメリカを上回る社会を創るなら、天才が節度をわきまえ、天才を支える周りの努力を認めて評価してやる。そのことにより、一人では負けてもグループならアメリカに負けないパフォーマンスを見せる、そんなシステムを日本に作れば良いのだと思う。

日本がアメリカのシステムをそのまま真似しても、結果は惨めなものとなるのではないだろうか。

やはり正しい共生の道を探すこと、日本人の生きる道がここにあると信じている。

単に系列を否定したり、株式の持ち合いを非難したりするのではなく、それが不公正や非効率に結びつかないようチェックする方がはるかに建設的であると思う。

3　私達は次や次の次の世代がより優れた興研にいるよう、そしてさらに優れた企業にしてくれるように、今自分達が行動します

私は新入社員が入ってくると、自分たちが何を考えているのか、新人たちに何をして欲しいのかを話す。

「あなた達は今日から興研の社員ですね。ですからこの二五日からお給料をもらえるわけです。

でもあなたたちは、興研にどんな貢献をしたのですか？」

新人たちは、きょとんとしている。

「どうして給料がもらえるのですか？」

何を変なことを尋ねるのか、何と返答したら良いのか困惑している。

会社に入れば給料をもらえるのは当たり前ではないか。

「それは労働契約だからです」と答える人はまずいない。

契約だから、まだ何もしていなくても給料をもらうのは当然である。

欧米人なら普通にそう考え、そう答えるだろう。そう、アメリカなら新人でも即戦力として採用する。入社その日から稼ぐのだから給料をもらうのは当然である。

しかし日本では新人を、特に学校を卒業したての人々を即戦力と考える人はいない。企業に入ってから何年かかけて育てて、一人前にしていく、誰もが普通に考えていることである。

今即戦力を求める採用が流行り始めている。でもその一方で能力のある人にはとてつもなく高い報酬を支払うという米国流が流行っているわけではない。

能力は自分自身が磨く、磨いた能力は少しでも高く買ってくれるところへ売る。

ホームラン王となったスーパースターはとてつもなく高い給料をもらっているが、翌年にはもっと高い給料を求めて移動する。

今日本の企業の業績が苦しくなったからといって、こうした報酬システムまで真似していこうというのは、いかがなものだろうか。

今までのように能力に関係なく誰もが同じ報酬を得るというやり方は是正していかなければならないとしても、強い人、稼げる人は弱い人の手を引きながら一緒に歩くというやり方は、むしろ日本の美徳であると再認識したいと思うのだ。

そうしてみると、新人が給料をもらえるのは先輩が稼いでくれている分を頂くという考え方ができる。

新人たちを自分達以上の強い企業人に育てていこうという、日本人にとって普通の考えが許容できるようになる。

米国流を真似するのではなく、日本流の良いところはしっかり守っていくことがアメリカ企業より高いパフォーマンスを示すことを証明したいものである。

一人のホームランバッターだけではなく、シングルヒットや犠打を続けていく方が試合に勝つことを示したいのである。

先輩が自分たちを育ててくれた、だから今度は将来、興研をもっと立派な会社にしてくれる後輩たちのために行動する。そんな社員になってほしいと考えたのである。

私が父と顔を合わせるたびにいがみ合っていたと本書で書かれているが、会社を社員をどうしようかという考え方に違いがありすぎたので、それは仕方がなかったのである。

しかし、父が今の仕事を激しい情熱で作り上げてきた点については、そしてミクロンフィルターを含めて他に真似のできない商品を造り上げた点において、父のお陰であることを否定できないことはもちろんである。

そして、それらがなければ私ごときの力では何もできなかったろうという点についても、私は一切否定しない。

創業時における父の力と努力は、私の何十倍のものと認めざるを得ない。

父も私の顔を見れば激しく罵っていたわりには、結構他の人には私のことを自慢していたようである。

平成四年（一九九二年）正月、父はもうすっかり引退をしていた。

私は家族を伴って、父のところへ行った。

たまたま弟が海外へ行ったのを聞いて、「長男は大変だよぉ。お前あと一五年は社長をやってくれよなぁ。そうでないと興研が心配だからなぁ」

「お前に経営させたら三日で潰す」と言い続けていた、その父の言葉であった。

すべてが一挙に和解された一瞬であった。

父が言うほどそんなに長く社長を続けるつもりはない。若い人を育て、優秀な後輩に引き継ぐ。それが私の方針であるから。

その五日後、父は突然虚血性心不全で他界した。

4 私達は絶えず学び、絶えず反省した上で新しいオリジナリティを追求します

スカイパーフェクTVの『ビジネスブレークスルー』という番組で、興研の経営についてお話をさせて頂く機会を得たことは前述した。

そこでお相手をしてくださったのが、多摩大学の野田稔先生であった。その野田先生には『企業危機の法則』という著書があり、テレビの収録前にその本を頂いたが、そこにはリスクというものに対する考え方や現在企業に起こりうるさまざまなリスクについて書かれてあった。

その本に目を通し終わって表紙を閉じた時、その帯の部分に「イメージできないものは、マネージできない」と書かれてあったのが目に飛び込んできた。

その瞬間、私の背中には雷に打たれたような電撃が走った。

自分が何十年もかかって考えてきたことが、この一言で見透かされ暴かれたような気がしたからである。

そして次の瞬間、私のやってきた本質がはっきりと分かった気がした。

「そうか、経営はすべてリスクマネージメントだ」

今まで、何か説明できないでイライラするところがあった。稟議書などで上がってくる各部門長の判断と私の判断がしばしば異なっている時のことである。

「立場が変わるとリスクの受け止め方が変わる」ことは漠然と理解していたが、なぜ皆このような判断をするのだろうかと苛立っていた。

だが、今やっとその謎が解けたような気がした。

それはリスクについてのイメージの違いであると分かった。

いくら私が興研という会社をこういう会社にしたいと思って話しをしたとしても、私のイメージと話しを聞いた受け手のイメージは違っている。

だから、ある問題が起こった時に、私以外の人間はそれをうまく処理することで良しとしている。

だが、私はその処理の方法が気になってしまう。そんなことを許せば、自分の描いている将来の会社像、社員像に近づいていくのに障害となる。

「うまくやって欲しくない。たとえそれで顧客を失ったとしても、うまくやって欲しくない」と考えることがあるのだ。

「あまりにも頑なだったなあ」と少しは反省しているのだが、私は今まで値引きと接待だけはしないことにしていた。

もしそれで売れないのなら、興研の商品にそれだけの価値しかないからだと自分に言い聞かせるためである。

そんな商品を無理に売っても、どうせろくなことはない。

いくら自分たちがいいものだと思っても、顧客がそう思ってくれなくては意味がないし、今顧客も認めてくれている価値も、いずれは当たり前で価値のないものに光を失っていく。

だから私が目指しているのは素晴らしい技術や製品を作り出すことではなく、そうした技術や製品を永遠に作り出せる仕組みや人材を作ることなのだ。

だから、社員が一生反省し、一生努力する舞台を興研という会社に作りたいと思っている。

名人といわれた芸人たちが必ず言う言葉がある。

「芸は極め尽くすことができない。一生勉強だ」私達日本人は何百年も前からこう考えてきたのである。

「リタイヤして楽しく過ごす為に今仕事をするんだ」という米国流考え方より確かな考え方ではないだろうか。

5　私達は信頼を拠り所とします

昭和五六年（八一年）、私が社長に就任した時、この「我が社の理念」を社員に提示したことは前述した。

その時、名古屋出張所長だった出田進は、私に言った。

「社長！」

と言ったかどうか今はもう覚えていない。何しろ社長に成り立てのほやほやの時で、しかも彼はコーケン防災システムに付属していたのだから。

「今どき『信頼を拠り所とします』なんて甘すぎますよ。世の中、力を拠り所としているじゃありませんか」

彼は若手のピカ一の営業マンだった。物怖じしない性格で何でも言いたいことを言っているようで、その実、気働きも人の何倍もするので、誰からも一目置かれる存在だった。

「おい、出田。俺がお前に仕事を頼むとするだろ！　その時、こいつ頼りない奴だが大丈夫だろうかと思いながら信頼なんてできるか？　信頼ってやつは力が必要なんだよ。」

この時の二人の会話はその後、新入社員教育の時に私が必ず持ち出す話となった。

では「信頼を拠り所とする」のと「力を拠り所とする」では何が違うのか。

「たとえばなあ、うちには創業当初から一緒にやっている外注がいるだろ。工場から言ってくるんだよ。『品質管理が悪くって困っているんだ』って。その時俺はこう言ったんだよ『なあ、もう一度あの親爺に品質管理の大切さを話してくれよ。どうしたら品質管理が出来るかも教えてやってくれ。指導にも行ってやってくれよ。それでも拒んだり、全然やる気がないんなら仕方がない。切っちゃっていいよ』ってね。あそこより安くて品質が良いところがあると分かったら、その途端、黙って切替えてしまうのが『力を拠り所にする』で、忠告して指導してそれでも駄目な時切り替えるのが『信頼を拠り所とする』さ」。

私は社員に決して優しくはないが、何をしてほしいかは必ず事前に言うことにしている。時には三年も五年も前から警告しておく。

どうすれば良いか指導もする。

黙って左遷したりということだけはしない。

降格させることや管理職を解くこともあるが、何故そうしたかは必ず言うことにしている。

そして何より、リターンマッチで復帰することを望んでいる。

こうした経営を効率とスピードを評価するアメリカ型アナリストは「甘い」とみるかもしれない。「前時代的」と評するかもしれない。

しかし「甘くない」「現代的」経営によってアメリカでは製造業が壊滅していったことを忘れてはならないと思う。

出田はその後、常務取締役営業統括部長となったところで癌に冒され他界した。私がもっとも信頼していた男だったのだが。

◆行動理念

1　正義誠実
正義に基づいてプライドの持てる行動をし、誠実に問題に取組みます。問題があればチャンスと考え、問題の棚上や逃避はしません理念を作成しようと思った時、この項目ほど入れようかどうしようか迷った項目はない。昭和五六年（八一年）という段階で、日本人と資本主義社会における企業人の行動モラルをどう規定するか、その成否について全く自信がなかったからである。

この理念を実現させれば、興研は競争に敗れるかもしれない。この恐れは非常に強かったのである。

例えば雪印食品の場合を見てみよう。

誰が意思決定し実行したかという問題は別として、仮に輸入肉を和牛と偽って国の補助を受けたという事実がばれなければ、会社はそういうことをしない真面目な他社に対して業績を向上させ競争上有利になったことになる。

もっと極端なことを言えば、他社全部が同じことをやっているのに自分だけが真面目にしていれば、自分だけが業績不振の無能経営者、無能管理者の烙印を押されかねない。

『赤信号、皆で渡れば恐くない』——これこそ日本人真理の真髄を当てた名言、ビートたけしが天才の証明である。

競争社会における醜さは、ルールやレフリーが甘くなった途端にそれがマフィア化、暴力化するところにある。

日本人や日本社会はこのマフィア化、暴力化を嫌い、これを抑えつけるために非競争社会の実現を目指してきた。

徳川三〇〇年は非競争社会、既存秩序の維持に一〇〇%努力を集中した期間である。『やくざ』と呼ばれる本来非合法な集団ですら、徳川政権の一翼に組み入れられたほどの時代であった。

今人類は絶対規範を持つ文化と相対規範文化が併立している。

概して言うなら、一神教を奉ずる人々は絶対規範を持ち、多神教を奉ずる人は相対規範の文化になるらしい。

このあたりの考察は山本七平氏や小室直樹氏が鋭く深く考察されているので、私は彼らの著作に大きな影響を受けた。

もう一人、勉強させてもらったのが塩野七生の著作である。イタリアの歴史はヨーロッパ人の原点を見る上で大いに役立った。

その後、小室直樹氏は資本主義のエトスがキリスト教にどのように深く係わっているか繰返し繰返し著書に書かれているが、真の資本主義的行動がいかに日本人にとって気持ちの良くないものであるか、日本人にとって受け入れることが難しいものであるかを述べている。

逆に絶対規範文化園の人から日本を見ると、誠に理解しにくい国となる。

ベネディクトが『菊と刀』で述べる「恥」の文化が日本人の一面を奇妙さとして著しているし、最近は「ダブルスタンダードの国」「アンフェアーな国」「スニーキーな国」と評されるのも、この規範の違いがお互いに理解しにくいからであろう。

日本は明治以来、欧米に追いつき追い越せで、表向きの制度は民主主義、資本主義である。しかし、内実は相対規範の君主制である。日本の君主制は大和朝廷の昔から歴代幕府を含めて必ず家臣による官僚統治制になるので、いつでも絶対専制君主のいない君主制になってしまう。

日本の戦後が、君主のいない官僚統治制になるのも必然であった。

このような中で相対規範を乗り越え、正義誠実を貫くのは大変なことなのである。

まず第一に何が正義なのか、相対規範の文化では周りを見なければ分からない。

神との契約も存在しない。

頼りとする法でさえも、官僚の解釈や世論の空気を見ないと決定できないようになっていて、何が正義なのか、この国ではさっぱり分からないのである。

国民自身、憲法を含め法律は柔軟に運用されることを望んでいて、その時の空気により処断されたり許されたりで、法律ほど当てにならないものはないのである。

迷った挙げ句、私は社員にこの正義の基準を「自分自身がプライドを持つことができるかどうか」に置いたのである。

「自分自身にプライドを持つことができないような行為行動はする必要がない」「敗北してよい」と言ったのである。

社員に「絶対負けるな」と命令すれば、正義誠実を貫くことはできない。

競争に負けてもよいという条件がなければ、この理念は実現しないのだ。

実際、興研はこの理念のためによく負けた。しかし負けるたびに社員が思ってくれたと思う。

「正しく行動しても負けないようになるためには、圧倒的な力を持たなければならない」と。

圧倒的な技術力を持つことはもちろんであるが、それを正しく伝える力も圧倒的でなければならない。

それでも分かってもらえない場合もあり得る。

その時は、自分たちの技術にまだ圧倒的な魅力がない証であると思うことにした。

私は大いなる危惧の念を懐に入れながら、この一文を理念のトップに入れた。

それ以降、「負けたっていいよ！分かってもらえなくてもいいから、精一杯やれるだけのことはやってごらん」これが私の口癖のごとくなってしまった。

そして、累々とした敗北の山を築くことになった。

経営の名手ならこんな馬鹿なことはしなかったと思うし、もっとずっとうまくやったと思う。

そして興研の業績ははるかに大きかったかもしれない。

2　想像と創造
人間の尊厳であるイマジネーションとクリエーションをあらゆる仕事の中に追求します。創造を含む行為だけが人間の価値ですが、不断の学習とトライによってより大きなイマジネーションとクリエーションをつくり出すよう努めます

「キリスト教圏における労働観というものが『原罪』と結びついていて、つまり「アダムが禁断のリンゴを食べた時から楽園を追い出され、罪としての労働を強いられるようになった」というのに対し、日本人の労働観というのが労働を罪悪視するどころか「修行としての労働、つまり自分を磨き自分を悟るための労働」と考えていると指摘するのは、やはり山本七平氏である。

日本の神様は楽園で遊んでいるのではなく、労働の姿をしている。七夕の織り姫ですら機を織って働いている。

労働を罪悪と考え、嫌々行なうという考え方は、労働を奴隷の仕事と考えることに由来している。ユダヤ教でもキリスト教でも、それが生まれた場所に奴隷が存在する場所であったということの証であろう。

万が一戦に敗れれば、自分もまた奴隷となって辛い労働が待ち受けているという環境の中で育った労働観なのである。

私からみれば、こうした労働観はむしろ不幸で不健康な労働観だと思う。

私たち日本人が二〇〇〇年も持ち続けてきた労働観を欧米流に改める必要は、むしろないと思うのである。

だがそれには前提条件がある。

私たち経営者が社員に、日本人が持ち続けてきた労働観に適合するような仕事の与え方をちゃんとしているかということである。

嫌々でしかできないような奴隷の仕事を与えておいて、労働観だけは古風に従えというのは矛盾というものである。

私は興研が競争力を得るには突出した技術開発力を獲得するしかないと考え、あらゆる社内改革を技術陣から始めた。

二〇年という歳月を経て、最近やっと目的に近づいてきたかなと感じている。

しかし私の本来の理念は技術陣だけのものではないことはもちろんである。

縁あって興研に所属したすべての社員に、奴隷の労働観ではなく自分を高めるための労働観を持って欲しいと思っているのである。

何しろ会社に拘束される時間は長い。その長い時間接している会社との接点が、社員の能力の時間の切り売りという状態だったとしたら、何と情けないことではないかと思ったからである。

最近は「好きなことをしよう、自分が望むことをしよう」という教育が進んでいる。

だが会社の側からすれば、すべて個々人の希望を叶えて仕事を与えることなど到底不可能なことである。

絶対叶えてやれないことをあたかも叶えられるように言うことは、不誠実でいかがわしい。

しかし、これだけは若者に言っておかなければならない。「社会というものは必要とする者しか絶対に評価しない。個人が好きにやれるのはそれを社会が認めてくれる時だけであって、それはむしろ特別な人だけの特権である」と。

私は社員に「好きなことを半分してごらん、あと半分は好きでないこともやってごらん」と言っている。好きでないと思ったことも、実はその中身を自分が知らなかっただけで、本当はすごい喜びが隠れているかもしれないからである。

人はどんな時に誇りを持ち、生きがいを持つことができるのだろうか。「少なくとも」と私は考えた。「コンピューターにもお猿さんにもできないことをした時」「他人の真似でない自分自身の創意が他人に認められた時だ」というのが私の答えである。

それではコンピューターが絶対できないこととは何かとあれこれ考えた末に思いついたのが「イメージング」であった。

イメージするといっても、そんなに難しく考えることはない。

今目の前に存在しないものを思い描けば良いからである。今晩のおかずを頭の中に像をつくってやれば、立派なイメージングである。

イメージする、これだけはコンピューターにはできない。

そしてこの能力は、同時に人間と猿や他の動物ともっとも大きな差を持つものである。

猿などは少しぐらいできるかもしれないといわれているが、人間のするイメージングとは比較にならない。

この、人間にしかできないことを最大限に発揮する、それこそ人間の尊厳というものではないか。

しかし、頭の中に描いただけでは何も残らない。

頭の中に描いたイメージをあれこれといじくり回し、「こうしたら良いのでは」と自分だけが考えついた未来の姿を作って欲しい。

自分だけが思いついたイメージ、それをイマジネーションという。

そして、そのイマジネーションをぜひ仕事の中で実現してもらおう。実現されたもの、それがクリエーションである。

こうしてこの理念が生まれた。これを思いついた時、何かすごいものを発見したような強い感動を受けたことを覚えている。たわいもないことかもしれないのだが、これに気付いた時、私は何かノーベル賞をもらえるほどの大発見をしたような気すらしたのである。

このことを発見して世の中を見ると、人が作り出し人を感動させていることには、必ずこのイマジネーションとクリエーションが伴っているではないか。

スポーツも、最近ではイメージトレーニングという言い方がされて、まず自分の筋肉をどう使うかイメージし、その理想形に向ってトレーニングすることが普通になってきた。

大選手というのは、誰にも教わらなくともこれを行なってきた人達である。

画家だって音楽家だってイメージと技術の組み合わせで私達を感動させている。

自分の会社の未来をイメージし、その実現に向って一つずつ努力していく。私の社長としての尊厳がそこにあると確信したのである。社員にも同じようにこの感動を味わって欲しい。

自分の仕事の未来をイメージし、その実現に努力して欲しいのである。仕事を離れる時、「興研にいて本当に良かったなあ」「私は興研でこんな誇らしいことをしたのだ」と思って欲しいのである。

自分の仕事にあらゆる可能性をイメージし、それをより良い姿に変えていく。クリエーションしていく。やれどもやれども終わりのない変革を求めていく。これこそ古より日本人が誇りとしてきた労働観である。

> 3　目標と指標
>
> 必ず予測をし、目標を立てて共通の目的に向います。合理的指標が目標をはっきりと指定するとともに私達にいつでも反省をうながします

私の父は事業欲が他人の何倍も強かったが、マネージメントは嫌いであった。

社員とは常に一対一の接触であり、しかも父の指図をその通り実行してくれる人が必要なだけであった。

一見、組織や肩書きがあるようになっていたが、実際は管理職とは名ばかりで、いち平社員と変わりはなかったのである。

だから会議というのをもっとも嫌っていた。

昭和四〇年代、防じんマスクは売れに売れた。

常に受注残を抱え、営業といえば納期の遅れを謝ることしかなかったほどである。

二〜三カ月分の受注残などという商品はざらであった。すると、声が大きく叱られる度合いの大きい客の順に出荷するようになる。あまりうるさくいわれないところは後回しになるので、受注残管理は目茶苦茶であった。

私が父に内緒で生産会議というものを開かなければと考えたのも、この受注残を何とかしようと考えたからであった。

製造関係の責任者たちに集まってもらって、まず現在の生産能力を尋ねた。

すると誰も答えられない。ともかく生産能力を出してくれと頼んでおくと、Ａマスクは月に二〇〇〇くらい、Ｂは一〇〇〇、Ｃは一五〇〇、合計で四五〇〇個と書いてくる。

これなら受注残はあっという間に解消すると思い、よくよく尋ねてみると、ＡＢＣは同じ機械で作るのでＡを二〇〇〇作るとＢＣは一個もできないというのだ。

何回も何回も個別に尋ねて、設備や人の生産能力を分解して把んだ。

ところが月の生産量を集計すると生産能力にかなり及ばない。これも根掘り葉掘り尋ねてみると、何しろ何をいくつ作るか決まっていないから、部品の発注は製造担当者が在庫が切れそうだと思った時にするという。

それがしばしば注意し損なって、在庫切れを起こしているらしい。納品されてくるまでの間が手持ちになっていることが分かった。

そこで私は定期的に注文がくる製品で、かつ受注数の少ないものから計画生産に切替えさせた。少しくらい在庫になってもよいからと一定量の生産を始めた。

しばらくすると「すべてに受注残がある」という状態から、「わずかな品種が大量の受注残」という状況に変わりはじめた。

ここまでくると、この大量の受注残の処理は案外簡単だった。

大量に受注残を抱えているように思えたが、実は代理店さんがどうせ納期が遅いからと余分な発注をしてきていたのである。大量に出荷される製品というのは分納で、少しずつでも納品できるので、営業マンが叱られる回数がみるみる減っていった。

受注残の製品を絞ったので「その製品を五％増産しましょう」と言ってみると、意外にも二カ月くらいで達成してくれた。

そこでまた「これを五％増産しましょう」と言った。作業者達もどうすればよいか工夫をし始めた。これも存外簡単に達成してくれた。

定期的に間違いなく納品されると分かってくると、代理店からの仮需がなくなってきて、本当にわずかな金型の増強をしただけで、三回目の増産計画を達成する頃にはほとんど受注残は解消していた。

このことから私は、社員には目標を達成する道筋を示すこと、そして一つ一つの途中経過の道標さえ示してあげることができれば、必ず目的にまで達してくれるものだと確信を得たのである。

当時と今とを比べれば、社員の資質が圧倒的に違っている。

今私は、社員一人ひとりが自分自身でこの目標と指標を立てて実行してもらいたいと思っている。

『チャレンジシート』というものを全員に出してもらっている。これを見ると自分自身をどのくらい高めようと努力しているかが分かる。

4　共働

どんな優秀な人間でも一人でやれることはしれています。仲間と共働すれば共感も一層大きくなります

『メジャーリーグ』という米国の映画があった。とんねるずの石橋貴明が出演しているというので日本でも話題になった。

個性ばかり強くて駄目な選手ばかりいる米国のマイナーリーグの野球チームが、駄目チームを売ることしか考えないオーナーとの攻めぎあいの中から次第に目覚め、強力なチームワークを発揮して優勝し、メジャーリーグ優勝チームにもついに勝ってしまうという物語である。

これを見ても、米国人がチームワークの重要さをよく心得ているということが分かる。そしてチームの共感というものの価値を知っていることが分かる。だから米国人の考えるチームワークとはまず個性があって、皆が勝手に行なっている中から次第にお互いのベクトルが合ってきて、最後に強力な力を発揮するというものであろう。

この場合、リーダーにのみベクトルの統一を行なう役割が与えられるということになる。個性

の強い人間を率いるので、成功すれば大変な力を発揮することができるが、失敗すれば目茶苦茶になってしまう。

日本人の場合、皆が個性をできるだけ殺すことによってチームワークをとろうとする。この場合、誰がリーダーでもある程度うまくいくが爆発力はない。

日本の組織の場合、あまりにも個性を殺すことに重点が置かれたために、ちょっと個性の強い人が現われると、たちまち誰も制御できず、すべてを牛耳られてしまう傾向がある。

組織の犯罪や不祥事がもっとも生まれやすいのはこの構図の時である。

こうした事態を避けるために、個性の強い人間を排除しよう排除しようという力学が働く。こうして発言しない人の集団ができているのが今の日本社会である。

いつも自分を殺している。逆に言うと、自分も批判されない経験しかないひ弱な人たちばかりの集団となってしまうのは必然である。

ところが組織は常に外から批判されていない限り、必ず退嬰と腐敗を招くというのが永遠の真理である。

ところが、日本社会はこの永遠の真理を受け入れたくないのだ。批判を封ずることの方が気持ちがよいのだ。何故なら元々気持ちの優しい人達だから傷つきやすいのである。だから批判を封じる方法を全力で考える。批判を封じるから益々気持ちが優しすぎる人ばかりとなってしまっているのだ。

そこで私は「共働」という文字を用いた。「共同」でも「共動」でもないところがミソである。共に働くというのは「自分の意見を十分に述べ、同時に他の批判も謙虚に聞く。そして自分達の住むべき方向だけは皆が共通に持っていく」という意味である。

ベルリンフィルの練習風景を見たという人の話を聞いたことがある。彼らは三日くらい前までは「どうなってしまうだろう」と思うほどテンデンバラバラだが、当日コンサート会場に行ってみると、本当に魔法でもかけたのではないかと思うくらいにハーモニーがとれているというのだ。

たしかに彼らの演奏は、日本の交響楽団がどうしても出せない力強さがあるようだ。日本人も彼らと同じになる必要はないだろう。しかし言うべき時にはしっかり主張し、批判されることに馴れ、リーダーの指揮に従うという組織の運営方法を身につけないと、彼らを越えることも彼らに理解されることもないだろうと思うのだ。

5　挑戦

いけないことは失敗することではなく何もしないこと。負けることではなく闘わないことです。失敗は明日の成功への糧です。チャレンジこそが人間を大きくしてくれます

討死賞

九州出張所

出張所長　伊藤善博殿

貴出張所は○○○○（株）××工場の閉鎖とこれに伴う同社△△工場への移動に際し、従来××工場で使用されていた他社製品の当社製品への切替えをはかりましたが、競合会社はフィルターのリターナブルによるコストダウンを提案し、同社担当者はこの提案に乗り気になりました。また、同社系列の□□エンジニアリング（株）もリターナブルの採用の検討に入りました。

貴出張所はこれに対し、リターナブルのコストダウンは表面的であること、当社製品を使用した方が本当のコストダウンとなることなどをディビジョンや研究所の協力を得ながら総力を挙げて説明し、戦況の好転をはかりました。

結果は残念ながら担当者に真実を理解して頂くまでには至りませんでしたが、不利な状況にもかかわらず最後まで諦めずに会社全体の力を結集して戦う姿勢は、当社の行動理念に叶うものであります。ここにその努力を称えこれを賞します。

平成一〇年一月二九日

興研株式会社
取締役社長　酒井眞一

これは平成一〇年（一九九八年）一月の営業会議で、九州出張所に与えられた「討死賞」という表彰状である。「売上伸率賞」とか「優秀賞」などと並んでの社長賞授与の話である。チャレンジ精神を失わないでほしい、失敗を恐れないでほしいという意味でこうした賞が設けられている。

しかしチャレンジと無謀というのは紙一重でもある。興研という会社は何と無謀なことを続けてきたのだろうかと驚かざるを得ない。

私が社長になる頃、父が火事防災分野へ進出しようとしていたことは前に述べた。

火事防災については消防法や建築基準法で安全上の規制がいろいろあるが、それらは「基本的には初期消火、類焼防止に目的が置かれていて、中にいる人たちを安全に素早く避難させようという思想はない」と考えて「建物はまず人を避難させることを優先する設備を持つべきである」と考えた人がいた。

そこでその人はコンピューターを使い出火場所の特定、そこから出る煙が流れていく方向の予測、そして音や光を使いもっとも安全で素早く避難できる避難口への誘導、そしてそれらをもっともうまく出来るための機器の開発を進めようとしていた。

父はこれに乗った。しかし結果は散々であった。マスク屋ごときがこうした大改革をなそうなどというのは、所詮無理な話だった。

父としては正しいことを進めようとしたのだろうが、既成の官界や業界の人達から見れば、どこの馬の骨とも分からぬ者が秩序を乱そうとしているとしか思っていなかったのかもしれない。今見ても、やろうと思った方向は正しいことだったと思う。しかしやれる状況が整っていなかったことも確かである。

私自身も同じようなことをしている。制癌剤の開発などをしてしまったことである。子というものは、親と似るものだとつくづく思ってしまう。

大学の医学部でテクニシャンをしていた男が奇妙なことに気づいた。癌細胞の培養をしていると、ある条件で細胞が突然死する。一般的には培養条件が悪かったので細胞が死んだと思うところであるが、その男はその条件では細胞は死なないと確信していた。

その男はその条件で癌細胞自身が自殺因子を出すのだと考えた。案の定、その培地を普通の正常細胞にかけてもほとんど何も影響しなかったが、癌細胞にかけると癌細胞は壊死をしていった。

この話を大学の教授にして、何とか研究テーマにして欲しいと言ったのだが、全然取り合ってもらえない。しかしこんなものを見つけた以上、何とかこの研究をしてみたい。その希望が強くなって、どんなところでも良いからこの研究が出来るところはないかと探し出した。

奇妙な縁で、この話が私の父のところへきたのである。父は私に社長を譲っていたので、私に話を回してきた。

私はその男の目をじっと見つめて話を聞いていた。「この話は嘘ではない」こう判断して、以後二一年間、最低限とは言うもののこの研究を続けさせたのである。私自身、生化学生体膜、免疫、リンホカインとサイトカインなどを勉強させられる羽目となってしまった。

結構良い線を行っていたのである。だが越えられない一線が出来てしまった。完全な再現性と単品抽出が出来なかったのである。様々な仮説を立て、その立証に全力を傾けてみたが、しょせん興研の力の及ぶところではないと分かった。かなりのところまで行けると思われ、数多くの先生方にも応援して頂いたが、ブレークスルーできなかった。

仮説が正しければ今ある薬の概念を決定的に変える必要があって、それは本当の製薬メーカーでも容易なことではない。ましてや興研ごときどこの馬の骨か分からない、吹けば飛ぶような会社の及ぶところではないとようやく気付き、それでもなおしぶしぶ断念することにしたのである。いつか時代を経て、この研究が再開できる日を夢見ている。しかしその日が来そうもないなら、このロッカーいっぱいにある実験データの全てをホームページにでも公開したいと思っている。しかも英語で。

残念ながら今の日本より世界の方が偏見なしに事実を認めてくれる可能性が高いからである。世界中でこの研究を評価し、継続してくれる人があるかもしれないと期待して。

興研はまだその他にも多くのチャレンジをし、失敗もしている。しかしこれがすべて無駄に終わっているかといったら、そんなことはないと思う。

例えば火事防災システムは諦めたが、その技術者と技術は現在、環境エンジニアリングディビジョンに引き継がれ、新しい技術開発で誰にも出来なかったことに挑戦してくれている。制癌剤の研究も役に立つことがあると思う。失敗をどう生かそうとするかだと思う。

2 理念実現の為に

◆三軸独立評価人事制度

理念の行き着く先は「全ての社員が人まねではない新しい価値を次々といつまでもいつまでも永遠に作れる体質を作って、皆で幸せになることを求めよう」というものである。だが理念を唱えることはいとも簡単だが、その実現を計ることは容易ではない。

わずかな経験ではあったが、四年ほどサラリーマンを経験したことは、私の経営に大いに役立ったと思う。

四年の経験が世の中の平均的サラリーマン生活を見たのか、それとも特別な例なのか私には分からない。

しかし飲み屋で仲間と会社や上司の悪口で憂さを晴らすのもサラリーマン、三日も徹夜をやって突発事故に対応するのもその同じサラリーマンなのである。

企業はそのサラリーマン達にその運命を委ねなければならない。

サラリーマンが時に無気力で時に不平を口にするのも、本当は自分自身が先輩が代々行なってきた仕事を機械的にただ引き継いでやっているだけという「やりがい」のなさからきていることも、そして自分の自分自身に対する評価が極めて甘いことに起因していることもよく分かった。

そして仕事のできる人に大した仕事を与えないことこそ、組織をむしばむものはないと実感した。

そしてさらに大きな問題は、人事評価制度にあると思った。

人事制度がサラリーマンの行動に決定的な影響を与える。その影響力は代わりに比較するものが考えられないほど大きいと知った。だから理念を作ってもそれを実現するためには、次の二つのことを行なわなければできないと思っていた。

①社員に何をして欲しいのかを繰り返し繰り返し述べること

②述べたことをきちんとやってくれたかどうかをきちんと評価し、その評価の結果を報酬に結びつけること

以後、幹部会、営業会議、生産会議、技術発表会、ＱＣ大会、年頭の挨拶で具体的に取り上げ

るテーマこそ違え、二〇年間ほとんど同じことを話すことになった。

人事制度についても構想はすぐできた。

長期経営計画と名づけて人事構想を一ヵ月ほどでまとめて秘書さんに清書をお願いした。

だが、この計画書は社内に発表されることはなかった。その時点での現実との乖離からみて、荒唐無稽な話にしかみえないだろうと思ったからである。

新人事制度の導入にはその準備の為の様々な仕組み作りが必要であった。

結局、新しい人事制度が発足したのは平成七年（九五年）のことであった。

平成四年（九二年）にあさひ銀行から取締役として入社してきた田中敏之常務に当たってもらうことにした。

この制度、旧来の人事制度に慣れてきた人にとってはかなり分かりづらい。

最初、私はあるコンサルタント会社と組んでこの制度を導入しようとした。

人事の専門家が乗り込んできて、幹部を集めて人事管理の基礎を話し始めた。

一時間ほど話を聞きはじめて、私は「まずい」と思った。

「駄目駄目、私の望んでいるのはそんなもんじゃない。皆、今聞いた話は忘れて下さい」とその場で専門家にお引き取り願うことにした。

どんな人事制度にしたいのか、普通の制度ではないことを話したつもりでいたのだが、全然理解されていないことが分かったからである。

多分、中小企業からの人事制度導入の依頼などというものは、大企業が行なっている立派な制度を少しずつ導入すれば良いくらいに考えていたのだと思う。

田中常務も長いこと銀行生活を続けた人である。新しい人事システムは極めて理解しにくかったろうと思う。にもかかわらず、とにもかくにもその馬力で私の希望をこなし、新しい人事制度を発足させてくれた。

正直言って、制度導入の時点でこの制度の本当の意味が分かっていたかというと、少し怪しいと思わざるを得なかったが、それで十分だった。

私は「制度というのは、直す箇所をいくつか持っているくらいの方がかえって良い」と思っている。

時間をかけて完璧なものを最初から作ってしまおうとすることほど悪いことはない。

今でも当社の人事制度は一〇〇％完全に理念を実現しているものではないことはもちろんである。

毎年若い人たちに入ってもらって人事会議を開き、この制度の修正を加えてもらっている。その方がこの制度にとって良いのである。

この人事制度は思いもかけず、結構有名になっていく。

平成七年（九五年）、興研は静電気除去機能を付与したエアーラインマスクを開発した。おりしも、労働安全衛生規則が強化され、爆発の危険性がある箇所での作業の際に体や衣装などに帯電する静電気を除去するための措置が必要となったことに沿った製品開発であった。

そのニュースリリースの際も、何人かの新聞記者さんたちが来社された。

その中で日経新聞の記者さんは雑談の中で出たこの人事制度の話に興味を持ち、むしろこれを記事にしたいということになった。

そして平成八年（九六年）二月四日、日経新聞の『経営の視点』というコラムで、かなり大きな扱いで掲載してくれたのであった。

それから日経連から訪問を受けたり、経営関連の雑誌社から取材を受けたりした。

専門誌でもかなり詳しく紹介してもらったのだが、この制度の本質を掴まれた人はあまりなかったと思う。

多くの人は新しく導入したマイスター制度にのみ目がいって、この制度の真の狙いを見損なっていたと思う。

そのうちマスコミの取材も少なくなって平穏になった。

ところが平成一〇年（九八年）頃になると、再び脚光を浴びるようになる。

大企業が『年俸制賃金制度』の導入を検討し出し、再び人事制度が注目を浴び出したからである。

取材には田中専務に応じてもらっていたが、ある記者はこんなことを言ったという。

「それでこの人事制度になって、どのくらい人件費が削減されるのですか」

田中専務が「いや、私達は人件費の削減を目的にこの制度を作ったんではないよ。むしろ人件費は増えたって良いと考えているんだよ」と言うと、「へえー人件費は増えるんですか」と急に取材意欲をなくして帰って行った記者もいるという。

この制度、表面から見ると美点凝視型の人事制度となる。

つまり管理能力と実績、そして専門能力をそれぞれ別の能力とみて、一人の人をそれぞれ別の角度から独立して評価し、評価に応じて対価を設定し加算するというものだからである。

「美点凝視型」と命名したのは、前にも述べた多摩大学の野田先生である。

わずか一時間の対談の中で、こんな素敵な命名を与えて頂くのはさすがと感心させられたし、確かにこの人事制度を作っていくきっかけをみれば、この名称は当たっていなくもない。

本音を言えば、興研という会社の将来を見た時、この人事制度を作らざるを得ないというやむを得ない状況から生まれたものというのが正直なところである。

中小企業の社員というのは役所や大企業の社員とは全く違うということを知らなければ、この人事制度の意味はよく分からない。

何しろ、とんでもないのがいるのである。

人と話すのが苦手で挨拶もろくにしないとか、勉強とか競争をしたことがなくて出世のことなど最初から考えていないとか、とにかく周り中散らかしっぱなしで計画など全く立てられないとか、文字を書くことが大嫌いだとか…。

受験戦争に勝ち抜いてすべてに八〇点以上取れる人間を揃えている大企業とはまったく別物なのである。

ところがこんな連中が興研の製品開発では大活躍をしているのである。

こうした連中こそ、他の追随を許さない見事な開発をやってのけているのだ。

彼らを見ていると、二つの感情が同時に生まれる。

「彼らに報いてやらなければならない」という気持ちと「こんな奴らを管理職にしたら大変なことになってしまう」という気持ちである。

競争社会において、企業が管理職によって盛衰が決まることは目に見えている。家柄、年齢、勤続で管理職を決定するのがまずいことは言うまでもなく、過去の実績で管理職に登用するのが間違っているのも明らかである。

例えば、最高の成績を上げた営業マンを営業所長としたら所員は誰も働かなくなったなどということは、どこの会社でもよく見られる現象だからである。

興研は自己ブランド商品を持つメーカーである。このタイプの企業はフルセットの部門を持たなければならない。

研究開発部門、商品企画部門、営業部門、製造部門、それに後方支援部門。どれ一つとして欠くことはできない。

今興研には二二の部門がある。

わずか二〇〇人ほどの社員の中から、これ全てに何とかやっていける管理職を当てはめなければならないとしたら、老若男女、過去の実績など考慮していられるはずはない。

ましてや古参兵たちはマネージメントの嫌いな父の下にいた人たちである。管理職の何たるかをまったく知らない人たちである。

このどうにもならない状況が、人事制度の導入を図ろうとした時、組織の本質まで戻って考えねばならない必然性を生んだのである。

古くからいた人たち、実績を上げてきてくれた人たち、この人たちのお陰で今がある。しかし、この人たちに今後を預けることはできない。

こうした社員には別の栄誉と報酬を与えられる制度にしよう。

また、将来の興研に必要な技能や知識を持った人たち、過去にも今でも何の貢献をしているわけではない、だがこうした人たちにもさらに別の栄誉と報酬の体系を考えてあげよう。

そして、管理職には実際今最大の能率を発揮できる人についてもらおう。

この考えから生まれたのが三軸独立評価人事システムなのである。

勤続や実績には「資格制度」を当てた。

技能や知識には「マイスター制度」を当てた。

そして、純粋に管理能力だけで管理職群を作ることにした。

ところが、実際にはこの実現は簡単ではない。

何故なら管理能力を持っているということと、その部門を管理できるかということは別であるし、管理職群を常に最強にしておくということは、今管理職にしていても別のもっと優れた管理能力を持った人が現われた時には、直ちに代わってもらわなければならないことを意味しているからである。

もしかしたら、それは自分よりもっとずっと若い女性かもしれない。

このことが可能にならない限り、最強の管理職群団は維持できないのである。

そこで私は「当社では管理職は機能である、地位ではない」と言い出した。あらゆる会議で、そして人事発令ごとに。

そう、興研の管理職は退くことを前提にしてあるのである。だからいつでも退いてもらえるように役職手当は低い。

管理職を退いてもらった時に家計に影響を与えるようでは「管理職は地位ではない、機能である」と言っても、単なる言い訳になってしまう。

管理職は激職である。責任も重い。

田中専務は何度も役職手当を上げるように進言してきたが、私は頑として聞かなかった。

私が「管理職は地位ではない、機能である」と言った時、聞いた人は何となく分かったような気がしているようだ。

だが「だから明日にも退いてもらうかもしれない」と言った時、これを心から納得してもらうのは難しい。

これからも私は何度でも何度でもこれを言い続けなければならないだろう。すでに何人もの社員に管理職を降りてもらった。その人たちに誇りを失うことなく、新しい管理職に自分の能力を最大に発揮してもらうために、私は『被管理能力』という言葉をひねり出した。どんな管理職に対しても自分をコントロールして最大の能力を出して協力できるというのは、非常に大きな能力だと思ったからである。

「管理職は機能である。被管理能力は大切な能力である」

興研の人事システムが成功できるかできないかは、これを真に理解してもらえるかどうかだと思っている。

役職手当は極めて低い。だが興研の管理職は決算賞与とストックインセンティブという取締役と同じ報酬体系で報いたいと思っている。

資格は実績によって決定される。そして実績は人事評価表の中ではなく、日常の業務の中で自然と評価されるようにした。

実はこのシステムを作るのに非常に長い年月をかけたのである。

まず社員を四つの職分に区分した。

1）技術開発職
2）労務技術職
3）営業職
4）事務職

である。

技術開発職のために定例発表会と技術報告会を作った。

労務技術職のために提案制度とＱＣ大会を作った。

営業職のために営業会議、ブロック会議、そしてインターネットを使った「サクセス」と称する営業管理システムを導入した。

事務職には事務改善実績評価制度を導入した。

マイスター制度というのは、専門知識や技能に対する評価である。これは社内講習と外部資格が一対となって評価される。

たとえば技術開発職の社内講習制度を見てみると、課目が①環境工学、②品質管理とＩＥ、③電子回路の三コースがあり、それぞれに三〜四の段階的講座があって年一回試験が行なわれる。

今では講師はすべて講座の卒業生となっている。マイスターを取るためには講師を行なうことが条件となっている。

つまり、社員による講師ということが実現するまで、この人事制度は実現できなかったわけである。

この講座の制度を正式に導入してから一四年であるが、人事制度を導入してからは七年しかたっていない。その差七年は導入までの準備期間だったのだ。

◆ＩＳＯを利用せよ

平成七年（九五年）一月、私はＩＳＯ９００１に挑戦しようと決めた。以下は『クリエイト』という社内報に載せてもらった宣言である。少し長いがその全文を載せる。


「一九九五年に全社で取組んでやり遂げなければならない問題の一つに、ＩＳＯ９００１の取得があります。

ＩＳＯ９００１の取得は、当社の製品の信頼性を世間にアピールできる有力な手段となります。ユーザー、代理店からの信用もずっと高くなるでしょう。

しかし私はＩＳＯ９００１の取得をそんな目先だけでとらえている訳ではありません。

ＩＳＯ９００１の取得は興研に経営管理改革をもたらすだろうと思っているのです。だから９００２ではなく９００１でなくてはなりません。

会社の一部の体制だけが変わっても、それは経営管理革命とは呼べないからです。全社をあげてやり方を変えていく、それこそが経営革命というものです。

ＩＳＯ９００１の考え方は、欧米人の考え方に基づくもので権限と責任の明確化が軸となっていて、必ずしも日本人の感覚にフィットしやすいものではありません。

自分のすぐ隣りで大問題が起こっていても、自分の職務ではないからと、さっさと帰ってしまうという形になりやすいからです。

『英国では、水道が故障すると先ず調査官が来て、故障箇所の調査書と手配書だけ置いて帰ってしまう。二、三日すると床工事の人だけが来て床を剥がし、土間だけほうってしまう。また何日かして配管の交換をする人が来て配管の交換をする。又、三日たって床直しをする人が来て、更にそれを検査する人が来て、やっと水道が使えるようになる』と、このような英国に滞在している日本人の文を読んだことがあります。

こんなことは一人で全部できるじゃないかと思っても、絶対それをしてくれることはない。

英国では職務権限が明確ですから、どんな簡単なことでも次の権限の人の仕事をしたら大変なことになるようです。

こうした分権と責任の明確化が欧米人の考える優れた制度なのでしょう。

こうした考えにまったく反対の考え方ができたのが日本的やり方です。

どこからどこまでが自分の権限なのか明確ではありませんし、実際上の決定は影響力の強い人が、立場にかかわらず決めています。

同時に日本人の責任の取り方ほど曖昧なものもありません。

誰が何故そうした責任を取らなければならないのか分からない人が、責任を取って辞めたと思っていたら、別のところでむしろ昇進していた等ということはしょっちゅう起こっていますし、本当の原因を作った人は誰だが分からないように、曖昧にして本人を傷つけないよう周りでかばい合う。こうして失敗した人をかばい合うのは優しい心の表われで、美徳だと考えるのが日本人としては普通のようです。

欧米人はこういうやり方を無責任体制と思うようです。

ルールがなかったり、明確ではなかったりしていながら、物だけは間違いないものができていく、欧米人からみるとこういうのを『ごまかし』と見えるのでしょう。ですから、一人ひとりの職務権限を明確にする。仕事の仕方はルールを定め、ルール通りに実行しているかどうかをチェックする。

ルール通りに実行していない時はきちっと責任を取らせる。

これらが全て完全にできていて、初めて信頼できる組織体であるという、欧米流のＩＳＯ９０００という品質保証体制ができているのです。

こうした仕事のやり方は、運営の仕方を一つ間違えると、英国の水道屋さんの例を見るように非効率、全体としての無責任になりかねませんし、現状維持型、進歩阻害型になりかねません。

しかし、そのような危険をはらみつつも、こうしたやり方は大きな長所があります。

それは何よりも制度の作り方がロジカルであること。

仕事の進め方がルール化され、誰にでも分かりやすくなること。

一つ一つのチェックをクリアーするために、一人ひとりがもたなければならないレベルが向上すること。

経営の状態が、誰が見てもはっきり分かるようになること等々です。

今年の七月には製造物責任法が施行されます。この法律の施行は日本人の意識をがらっと変えるかもしれません。

好むと好まざるとを問わず、歴史の流れは旧来の日本的方法だけではやっていけなくなっていますし、許認可規制といった社会全体の仕組みも変わりつつあるのです。

こうした時代の要請がなかったとしても、企業が発展し、人が増えていく段階から欧米流の組織体制の導入は多かれ少なかれ不可欠のようです。

興研としては、ちょうどその規模に達した時に時代の要求にぶつかったのです。どのように旧来の良さを残し、欧米流のロジカルな制度を取り入れるか、ＩＳＯ９００１の導入は当社の、そして当社社員の意識変革の試金石となるでしょう。

そこで、どのような制度を導入したら良いか、またどうしたらうまく意識変革ができるか、ＩＳＯ取得の為の方法を列記してみましょう。

①会社の理念や方針に従ってルールを作りましょう。ルール作りはあまり細部まで規定化せず、大枠で決めていきますが、決してもれのないようにしましょう。そして、そのルール作りの基準は誰がみても合理的なものでなければなりません。

②決まったルールは絶対ルール通りにします。ルールが間違っていても改訂されるまではルール通りにしましょう。もし自分がしようとすることにルールがなければ、直ちにルール作りを始めなければなりません。

③ルールの内容を熟知し、自分の役割と責任をはっきりつかんで実行しましょう。

④間違っているルールや非効率なルールは、皆で見つけて正しい手続きで速やかに改訂しましょう。ルールは改訂されるためにあると言っても過言ではありません。しかし改訂されるまでは旧ルールに従います。

⑤実行には必ず計画と結果を示す書類が残ります。これらがない行為は実行したとは呼びません。

⑥自分の仕事は必ず他人にチェックされることを知り、批判を受け入れる度量を持ちましょう。

⑦役割としての自分と、個人としての自分を明確に分けます。そして、役割としての自分は自分にも他人にも厳しく、個人としての自分は他人に優しくありたいものです。

⑧他の役割をしている人には助言や協力をどんどんしましょう。しかし自分の進言通りにしないからといって、決定するのはその役割の人に任されているのをはっきり意識してください。

こうしてみると、ISOの取得の為に今まで私達が毎日やってきた仕事の内容そのものが変わったり、新しくしなければならないことはほとんどないと言って良いでしょう。

ただ、毎日やっていることをきちんとルール化し、決まったことは絶対にやる。

そして、ここが一番日本人にはやりにくいことなのですが、役割としての自分は自分以外の人を疑うことを前提に考え、他人の責任を明確化することをしなければならなくなってくるのです。

個人としては性善説だが、役割としては性悪説をとります。個人としては友達だが、役割としては論敵となる。

さあ、皆さんもチャレンジして下さい」

ここに述べている通り、私はＩＳＯを取ることが目的ではなく、経営改革のための手段としてＩＳＯに挑戦しようと言っている。

目的が経営改革だから全社が対象になった。

何故ＩＳＯ９００１の取得が経営改革なのか。

実は、私はこの頃結構悩んでいたのである。毎月毎月幹部会を開き、さまざまなことを指示してきた。

だが指示がどうなっているのか、もうやったのか、忘れているのか、今途中なのか。

報告となると社員によってバラバラなのである。

何度でも同じ注意を繰り返される社員がいるし、私の記憶力が頼りの状態であった。すべての部門に目が離せなかったのである。

ＩＳＯ９００１の紹介本を読んだ時、「これだ」と思った。この考え方が興研に、いや日本の組織に、あるいは日本人全体に欠けている精神だと思った。

日本は建前絶対規範の法治国家でありながら、内実相対規範の非法治国家であることはすでに述べた。

Iで述べたように、善人で教養もある人がいつのまにか犯罪を行なってしまっている。その犯罪を行なってしまう組織の当事者になっているという現象は、この結果起こっていると思った。

資本主義というものがキリスト教と深く関わっていると小室直樹氏に教わったが、私は組織論からみると、むしろ旧約聖書におけるモーゼという人の考えがヨーロッパ人を支配しているといって良いと考えている。

私は宗教や聖書の研究家ではないので、いい加減な憶測かもしれないと断っておかなければならないが、「もし私がモーゼだったら」と考えてみると、モーゼの気持ちが分かるような気がするのだ。

モーゼはユダヤの王の末裔ではない。

彼がエジプトから解放したイスラエルの民は彼の部下ではない。

大勢の人を率いるためには、役割分担と中間管理職が必要だったはずである。しかしその中間管理職は、王ではないモーゼにとっては代々仕えている家臣ではないのだ。時に、お互いに信頼されることも信頼することもできないことだってあったはずである。

こういう厳しい人間関係の状態でエジプトを逃れ、シナイ山まで連れて行ってイスラエルを建国するという大業に臨まなければならない。

誰も経験したことのない、異常で、常に分裂という危機の中から『神との誓約』という前代未聞、奇想天外な思想が生まれたといって良いと思うのだ。

彼が王や王の子であって、代々仕えた家臣がたくさんいたなら、状況はまたく違っていたのではないだろうか。

モーゼはモーゼ自身を無人称化し神に置き換えることにより、ルールによる支配を可能にしたのだ。

ヤファウェの神を持ち出したのは、モーゼ自身に権威がなかったからである。

株式会社は本来会社の所有者である株主、そして執行者である経営者の分離が原則である。

経営者は株主に信託を受けたことを除けば何の権威もない。

社員というのは、その仕事に向けて急遽集められた人間である。

株主にとっても、自分達が信託した経営者の指揮が、組織全体に間違いなく行なわれる組織体になっていなければ、心配でいられないだろう。

ルールによる支配はアングロサクソン人にとってはごく当たり前で、特別な考えではない。それはモーゼの昔から受け継がれてきた精神なのであろう。

キリスト教はキリストが「神のものは神のもの、王のものは王のもの」と言ったことにより、精神世界と実世界の分離を果し、世界宗教となった。

ここから生まれる労働感は、日本人にあまりにも馴染みにくく、日本人に無理に持ち込む必要はないと私は否定した。前述した通りである。

しかし、ルールによる支配の方は株式会社として運営する以上、ぜひ導入しなければいけないと思った。

あますところなく社員全体にこの考えを徹底するためには、ＩＳＯの取得が一番良いと考えたのである。

絶対規範に軍配を上げて、相対規範を価値のないものと切り捨てたわけではない。

神に頼ることなく、人と人との関わりの中から規範を見つけようという態度は、今後見直されるべき優れた点を含んでいると思う。

しかし、それを表に表わさず、「腹芸とか」「清濁合わせ飲む」とか「玉虫色」とか表現されるようなダブルスタンダードが是とされるような規範では、組織の安泰は図れないと思ったのである。

ＩＳＯを取るのが目的ではなく、ＩＳＯを利用して経営改革をしよう、これが私の目的だった。ＩＳＯを取得するのが目的だったら、コンサルタントに指導してもらう方がはるかに早く確実である。

しかし、経営改革のためのＩＳＯ取得であるから、コンサルタントを入れてはいけない。自分たちの仕事を自分で考え、ルール化してそれがＩＳＯ９００１に合致しているか見てもらう。その手順で進むことにした。

まず規程を全部見直し、作り替えた。

この時「規程は誰が読んでも誤りなく読めるようにしなさい」と指示し、難しい言葉を排除した。文はどんなに長くなっても良いから、読んだ人が絶対間違いなく読めるように指示した。

一般に日本ではかなり抽象的言語を使い、簡潔に規程化することを良しとする。運用時点での応用範囲を広げるためである。

ルールを定めても、相対規範にしておくためにはそうせざるを得ない。

ＩＳＯの品質保証マニュアルもこうして出来た規程に従って、ＩＳＯの要求事項にとらわれることなく作った。

こんな自分勝手な方法で予備審査に挑んだのだから、相手にされるはずもない。無数の不適合と指摘事項を受けてしまった。

それでも誰にも相談することはなかった。無数の指摘事項に真っ向からぶつかっていったのである。

もしかしたら興研は、ＩＳＯに挑んでから日本で一番長い時間がかかって登録できた企業かもしれない。

こうして出来上がった品質マニュアルは登録されたとはいうものの、初めのうちは審査員によって極端に評価が分かれた。

ある審査員は「こんなに読みにくいマニュアルは初めてだ」と言った。

ところが別の審査員は「興研さんのマニュアルは素晴らしいですね。このまま英語に翻訳されたら外国人は絶賛しますよ。見せてやりたいくらいですね」と誉めてくれる人もいた。

最近ＩＳＯそのものが改訂された。二〇〇〇年版に改訂されたのである。

新しいＩＳＯの解説書など出てくるようになった後に審査に来た審査員は、「興研さんのマニュアルは二〇〇〇年版を先取りしてますね」と言ってくれた。

何も先取りをしていたわけではない。自分たちが自分たちで考え、一番良いと思って作ってきただけである。

ＩＳＯの方が勝手に興研のマニュアルに近づいてきたのである。

平成一四年（二〇〇二年）一月、二〇〇〇年版で審査を受けた時、マニュアルの改訂はほんのわずかであった。

Ⅳ 三つの世界初

第Ⅲ部で酒井が自ら語っているように、興研はオリジナリティを求めて、また次ぎから次へと新しい製品を生み出す力を求めて、その力の源泉となる理念を求めて制度を作ってきた。

それではそれが実際にどのくらい実現されているか、どういう結果が表れているかということになるが、酒井自身は「結果はそんなに威張れたものではない」と謙遜しながら、こう続ける。

「ただ私の見るところ、製品開発力についてはかなりのところまできているのではないかと思っています」

興研は、全社で二〇〇人あまりの社員数のうち六〇人余が技術開発職であるが、彼らはかなりの開発を行なっている。

彼らの年間研究発表は八〇件にのぼる。

そしておよそ二〇件の量産化の許可が下されている。

ただ諸々の理由で、これまで技術開発力は主にモデルチェンジに使われてきた。

マスクや環境改善用の機器というものは、いうまでもなく信頼性が第一であるため、一般消費財と違って頻繁にモデルチェンジするわけではないのだが、ここ数年は非常に多くのモデルチェンジをしてきた。

興研ではモデルチェンジも含めて、五年以内に開発されたものを新製品と呼んでいるが、この新製品の割合を四〇％ほどに保ちたいと酒井は思っている。

ところが平成一三年（二〇〇一年）一二月の時点では、これが九〇％に達してしまった。

こんな数字が出たのは特別の事情が重なった結果だ。

例えば、防じん防毒マスクの規格が変わったために製品のほとんどをモデルチェンジしたこともそれだ。防衛庁のマスクが新しいタイプで制式化され、その納入初年度となった。そのほか、新開発された不思議な風を作るプッシュプル換気装置、コーケンラミナーが市場投入された等々、さまざまな要因が重なって九〇％を上回るという異常数字を叩き出したのである。

しかしながら、それは自分たちを取り巻く環境の変化に対し、技術陣がモデルチェンジという形ではあるが対応しきったことの証明であった。

モデルチェンジした製品が市場に受け入れられたから、そのような数字として上がってきたのである。

そうした現在の市場を守るための技術開発は、より先に進んで新しい市場を開拓する技術開発に向かっている。

平成一四年（二〇〇二年）四月一二日、興研技術陣は一〇年に一回起こるかどうかという奇事をやってのけた。

世界初の新技術を持った三製品を同時に開発したのである。

もちろんこれも偶然である。

開発期間も開発動機も開発方法もまったく別々な三製品がたまたま同じ時期に完成したのであって、これが毎年起こるということではない。

そんな風になったらどんなに嬉しいだろうかと酒井は思うが、それはまだ夢のまた夢である。

この偶然に起こった三つの世界初を一つ一つ紹介すると、興研の理念、そして経営改革がどこまで実現されているのか、そしてどこに課題を残し、将来はどこへ向かいそうなのか見えてくると思う。

1 鏡内侍（内視鏡自動洗浄機）

◆プロローグ

先にふれた、父・義次郎が藤井氏に託した火事防災システムは、結局うまくいかなかった。義次郎と藤井氏の関係は気まずいものになっていった。

昭和五九年（一九八四年）頃になると、義次郎の強い願望で、興研は店頭市場（現ジャスダック）に登録しようということになった。

眞一郎自身は上場そのものはあまり乗り気ではなかったが、興研株式会社と株式会社コーケン防災システムが事実上一つなのに、分かれているのは好ましくないと思っていたので、これをきっかけに会社を一つにできるのならと、この話に乗ることにした。

眞一郎は藤井氏と話し合い、円満に退任してもらうことにした。

義次郎は義次郎で事業に進展をみせない藤井氏に苛立っており、藤井氏は藤井氏で興研に来る前に義次郎がおこなった約束がいくつか果されていないこともあって、二人の関係はぎくしゃくしていた。

もし、クリスチャンであり度量の大きな藤井氏でなければ、眞一郎のごとき青二才の話に同意してくれるはずはなかったろう。

実際、眞一郎の話だけで藤井氏が納得してくれるはずはなかった。実はこの時に、眞一郎が助けてもらった人物がいる。

東急の創始者・五島慶太の部下で、当時の昇社長のご意見番だったらしいのだが、この時、相互銀行協会会長を務めていた尾川武夫氏である。

ふとした縁から義次郎に藤井氏を紹介してくれた人で、コーケン防災システムの監査役も引き受けてくれていた。

眞一郎もコーケン防災システムの取締役会に出席はしていたが、ほとんどただ座っていて、興研に絡んだ部分が話題に出ると少しばかり発言したくらいであったので、親しいという認識はまったく持っていなかったが、ともかくも面識だけはあった。

そうはいっても、経緯からいって間に入ってもらえるのは尾川氏だけだったので、眞一郎は氏の事務所に出向いて行って、この件の円満解決をお願いすることにした。

話をすると尾川氏はこう言った。

「これは藤井さんとあんたの親爺さんとあんたの問題だ。私が何か言ったってはじまるもんじゃないよ。まあ、あなたがその方が良いと思うのなら、藤井さんにぶつかってごらんなさいよ。藤井さんだって分からん男じゃないよ」

冷たそうに聞こえる言葉だった。酒井はがっかりした。

だが、その直後に尾川氏は奇妙なことを言った。

「いやあ、あんたは大したもんだよ。親爺さんはいい息子を持ったよなあ。あんた、偉くなりなさいよ」

がっかりしていた酒井は、尾川氏が何を言いたかったのか意味をつかみかねた。

ただ、偉くなるという言葉だけが妙に気になった。

酒井は偉くなどなりたいと思ったことがなかったからである。そこで、ついこう言ってしまった。

「偉くなんかなりたいとは思わないんです。ただ興研が何とか一人前の会社になってくれれば良いと思っているんですよ」

尾川氏は笑いながら答えた。

「いや、それが偉くなるということなんだよ」

尾川氏は酒井に内緒で藤井氏に話をしてやろうと思っていたに違いない。もしかしたら「酒井さんの息子を一人前にしてやりなさいよ」くらいのことは言ったのかもしれない。

酒井は尾川氏に言われた通り、藤井氏にぶつかってみた。

藤井氏は「分かった。あなたにすべてを預けよう」と言ってくれた。

心の中にあるわだかまりを押し殺していることがよく分かった。

こうして興研とコーケン防災システムは合併し、新たに興研株式会社となって、昭和六一年（八六年）に店頭市場に登録された。

変わり身が早いのは義次郎の常である。

火災防災システムが駄目なら環境改善だと、技術の違いや市場動向など何のその、さっさと作業環境の改善の方へ進むことにした。

「労働省は作業環境改善へ行政のカジを切っている」と耳にしたからである。

たしかに、マスクの検定の窓口も安全衛生課からその中にできた環境改善室に変わっていた。

実体がどうなっているかとは別に、組織の名称は組織の意志を表わしている。テクノヤードへの名称変更と同じことだ。

義次郎から環境改善をやろうと言われた時、「いずれ環境改善によってマスクのいらない社会がくる。どうせやられてしまうなら、自分自身でやってしまえ」と酒井は同意した。

『私たちは作業者の健康を守ることのお手伝いをするのが仕事で、マスクを売ることはその手段の一つに過ぎない』マスクを売るのが興研の目的ではない。『クリーン、ヘルス、セーフティ』を追求するのが酒井が目指す興研の目的だったからである。

まさに酒井の理念に合致していたからである。

そこで、酒井は若手の社員をこの環境改善の仕事でもっとも権威のある沼野労働安全衛生コンサルタント事務所に送り込んで修行させてもらった。

一年ずつ丁稚奉公して、技術を習得させてもらうのだ。

だがこの仕事もそれほど甘いものではなかった。

まずマーケットが小さい。いや、潜在的には大きいのだが、所謂ダクト屋さんという、環境改善とは縁のない人たちによって何となく当座の設備ができてしまうので、真面目な工事では価格でまったく勝負にならないのだ。

監督署の認可を受けてしまえばしめたもの、後は全然役に立たなくなろうと局所排気装置が付いてさえいれば良いというのが実体だったのである。

お陰でマスクの方は減らなかった。装置が役に立たないので、環境が悪いままであったからだ。

そんなわけで、発足した興研の環境エンジニアリングディビジョンも、火事防災の時と変わらず延々と赤字を続けることになった。

◆三浦電子との出会い

酒井は「強酸性電解水」、別名「アクア酸化水」の強烈な実体像とその不遇な生い立ちを見ると、残念ながら日本や日本人の欠点、悪癖、さらに言えば醜さが見えて情けない気分になる。

だが興研にとっては日本人のこの欠点、悪癖、醜さがなければ、この奇跡の水に出会うことも、この水の用途開発を必死で行うこともなかっただろう。その意味で、皮肉なことだが、これらに感謝しなければならないかもしれない。

アクア酸化水は秋田の象潟にある三浦電子に生まれた。

大体、象潟を「キサカタ」と読める人がどのくらいいるだろうか。

ＴＤＫの関係者か、俳句でも研究している人でもない限り読めないだろう。そう、ここはＴＤＫの生まれ故郷なのである。

そして、三浦電子もＴＤＫの下請け企業なのだ。

日本は長い間、殿様の子は殿様に、足軽の子は足軽にしかなれない国であった。技術も製品も、残念ながらいまだに同じ運命にある。

もしアクア酸化水が一部上場の大企業のもとに生まれていたら、あるいは外国の企業に生まれていたら、その運命はまったく違ったものになっていただろう。

しかし現実は、アクア酸化水は三浦電子に生まれてしまった。

下請企業の不安をいつも胸に抱いていた三浦電子の三浦俊雄社長は、何とか自分の力で生きていける製品がほしいと考えていた。

そんな三浦電子に銀イオンによって殺菌水ができ、その生成装置を作りたいと思っている人物がいるという話が持ち込まれた。

脱下請けを目指していた三浦電子はその話に乗ることにした。

しかし、これがうまくいかなかった。副生成物の毒性が強く、使いものにならないのだ。

三浦社長には孝行息子がいた。長男の三浦俊之専務である。

彼は銀を諦め、カルボン酸で試みた。しかし、これも失敗した。

話を持ち込んできた人物は、銀イオン以外は絶対駄目だと俊之専務の開発に反対した。

しかし、俊之専務は何と食塩というごく身近な材料でこの問題を解決してしまった。

もちろん水をＰＨ２・７近辺まで電気分解することに簡単に行きついたわけではない。多くの試行錯誤の結果、辿りついたのである。

「コロンブスの卵」という言葉通りである。

ＰＨ３以下の水に殺菌性があるとわかれば、そこへは案外簡単に誰でも辿りつくことができる。しかし、できるかどうかわからないが、それでも挑む、そこに価値があるのだ。

水に電解質（塩）をごく少量加え電気分解すると、陽極側付近に殺菌作用のある水が作られる。これを分取すればＰＨ２～３の強酸性水が取れる。

強酸というと、私たちは塩酸や硫酸を連想し、人体に危険な物質と感じてしまうが、水のＰＨが低いだけであれば恐ろしいものではない。

レモンの果汁だってそのくらいのＰＨはある。もっとも、レモンの果汁に殺菌作用はほとんどないが。

それはともかく実際に、強酸性水は肌にかけても何も影響がない。むしろアストリンゼン効果といって、普通の水より肌に水分を長く保たせる効果がある。

極端に大量でなければ、飲んでも問題はない。ただし飲むと少し汗をかく。

目に入っても、この水でザーザーと大量に流すようなことさえしなければ問題は起きない。非常に安全性の高い水なのである。

強酸性水と呼ばれるようになったのが、この水の二番目の不幸かもしれない。

その後、この水に対抗して生まれてきた弱酸性水とか中性水が、安全性の実体は逆にもかかわらず、はるかに安全性が高いイメージで生まれてきてしまったからである。

アクア酸化水の実体は、少量の塩素イオンを含む次亜塩素酸水である。放っておくと塩素も飛んで、光に当たるとPHも中性の7に戻ってしまう。

蛋白質などに触れても、すぐ反応して殺菌効果を失ってしまう。体内の粘液中は蛋白質の倉庫といって良いから、アクア酸化水を仮りに飲んだとしても、すぐ普通の水に戻ってしまうのだ。

つまり安定性のない水なのである。そう、安定性がないからこそ飲んでも安全なのだ。そして環境にも優しいのである。

しかし、この水が持っている性質を従来の薬というものの固定観念から見れば、不安定であることは欠点と捉えられてしまう。

えくぼと見るか、あばたと見るかは、見る人の気持ち次第となる。

残念ながら日本人は、自分以外の日本人が行なったことは、あばたと見たい本性があるようである。

　ましてや家柄の悪い足軽の出の話であればなおさらである。

　もっとも、アクア酸化水に欠点がないとはいえない。少量ではあるが塩素ガスが出るからである。

　このため、換気をしないと周りのものを錆びさせてしまうことがある。

　三浦電子はこの欠点を最初から自ら堂々と公表すべきであった。

　というのも、アクア酸化水を使って周辺機器を錆びさせてしまった客は、「あんなものは駄目だ」となってしまったからである。

　この消費者の声は根深く、今も残っている。

　三浦電子は「製品」は作れても「商品」を作る能力がないと言われても仕方がないところである。

　酒井が強酸性水を知ったのは奇妙なルートからだった。

　当時、熊谷営業所長をしていた斉藤雄司が、怪しげな人物から魔法の水があると紹介され、それを情報として酒井の弟である酒井宏之営業本部長のところに上げてきたのだ。

　そして、マネージャー会議でこの話題が出た。

酒井は即座に「そんな話、嘘だろ」と言った。

ところが話を詳しく聞けば聞くほど、自分が発明したと言う人物の方はますます怪しげに思えるのに、水の方は確からしいのである。

かなりデータがあるらしく、しかもそれがきちんとした大学などのデータのようなのだ。

その結果、ともかく面白そうだから情報だけは集めようということになった。

斉藤が再びその人物に会って、もっと深く接触してみると、いよいよ怪しい。

「実際には買わなくても良いから一万台ほどの注文書を書いてくれ」などと言う。とてもまともな話ではない。

そしてこの話には、すでに巨大企業を含む多くの企業が参入を計画しようとしているということも伝わってきた。

そうこうしていると、環境エンジニアリングディビジョンのマネージャーをしていた宮田正が、どうやらこれらの喧騒とは別に、三浦電子という企業があって、データを取っているのは実は三浦電子であることを掴んできた。

当時、環境エンジニアリングディビジョンが環境改善工事を行なっていたが、前述したように粗悪工事との戦いで価格で太刀打ちできず苦戦していた。

宮田はこれを打開するために、可能であればこの水を事業に加えたいと思った。

そこで秋田の三浦電子に事情を聞きに行ったのである。

そこで本当の開発者は三浦専務であり、データも機械も三浦電子がスタートであることが判明した。

三浦電子は、日本ではありがちな大きなミスをしていた。

最初に銀イオンの話を持ち込んできた人物を発明者の中に加えて特許を申請してしまったのである。

しかもその人物が、通信講座とレポート提出をすれば簡単に取れるという、いささかいかがわしい米国の博士号を取得する手伝いまでしていたのだ。

この人物が問題だった。大人しくしてくれなかったのである。

彼は三浦電子を飛び出して自分が発明者であると称して、あちこちの企業に話を持ち掛け出したのだ。

興研に最初の情報として入ってきたのは、その流れの中の一つだった。

宮田は三浦電子が本命であると知って、さっそくその機械を興研でも扱わせて欲しいと申し入れた。

こうして、興研と三浦電子の小さな絆が生まれた。

ところが、この接触の直後、三浦電子は再び大きなミスを犯してしまった。日本テレビの午後一一時からのニュース『今日の出来事』で、三日間にわたって「魔法の水」という名でこの強酸性水の紹介が行なわれたのである。

もちろんネタ元は三浦電子である。

それがとんでもない強酸性水ブームを作ってしまった。

しかし皮肉にも、このブームに三浦電子だけが乗ることができなかった。地元周辺にわずかな販路を持っただけで、全国的には無名の三浦電子はまったく相手にされなかったのである。

大手銀行の総合研究所が強酸性水の将来を非常に大きな数字で予測し、それを製造するメーカー名を八社ほど挙げていたが、その中になぜか三浦電子の名はなかった。

ところが各メーカーとも例の人物がらみであったり、即製のものであったりで、いってみれば粗悪品ばかりという状態であった。

実際、強酸性水生成装置は各医療機関でさまざまなトラブルを起こしていた。あるメーカーは大量生産を行ない、押し込み販売に近い形で乱売し、倒産した。

そうしたこともあって、販売店は大量の不良在庫を残し、悪名だけを広めてブームが終了していったのである。

興研はこの間、東京や全国で起こっている強酸性水騒動の状況を三浦電子に送り続けた。

そんななかの平成五年（九三年）七月五日、三浦社長が興研本社を来訪して酒井に言った。

「いやあ、もう本当に滅茶苦茶にされました。人は誰も信じられなくなった。大メーカーさんが何社も来られたが皆信用できない。あなただけですよ、東京で信用できると思った人は。私たちは開発はできたけれども、売るということはとてもできないことを骨身にしみて知った。医療関係の販売を全部、興研さんにお任せしたい」

酒井は「それじゃ、私は三浦電子の応援団長になりましょう」と答えた。

こうして、三浦電子と興研の二人三脚がスタートしたのである。

三浦電子の製品は一〇年という開発期間を経ているので、それなりに良いものであった。使用していると電極が汚れていくので定期的に反転し清掃していること、ＰＨメーターがついていること、酸性水を通した配管は後で普通の水を通して錆びないようにしていること等々であった。

こうした対策のない製品が、ユーザーのもとでトラブルを起こしてしまったのである。

ただ酒井から見て、これはたしかに製品ではあっても商品ではなかった。使いにくい、デザインが悪い、トラブルに対応しにくい等々ブランドメーカーの経験のなさが製品にもろに出ていたのである。

そこで、興研が開発賃金を提供し、すべての設計を見直して新しい製品を作ることになった。かくして「オキシライザメディカシリーズ」が生まれていったのである。

◆内視鏡自動洗浄機まで

こうして興研はオキシライザの販売を本格的に行なうこととなったが、この世界で興研の名が無名である点では、まったく三浦電子と変わらなかった。

ただ興研は全国に一四カ所の営業所がある。そしてマスクではすでにブランドメーカーとしての経験がある。この点だけが違っているに過ぎなかった。

そこで、まず販売ルート作りをしようということになって、全国の著名な医療機械の販売店に代理店になって欲しいと申し入れると、半分ほどの販売店はあっさり代理店契約を結んでくれた。

もっとも、第一次強酸性水ブームに乗って大量の在庫を抱えてしまったところは別で、強酸性水はもうこりごりと門前払いであった。

こうして代理店網はそこそこできたし、販売ツールもかなりしっかりしたものができたので、それなりに販売量も増えるのではないかと思われたが、そうは問屋が卸さなかった。

高度成長期を経て経済大国となったわが国では、すでに売れるものもほとんど固定化されていて、行政の通達でも出ないかぎり、寸も豪も現状を変えることなどできなくなっていた。市場を作ったと自慢した興研の営業マンも、この頃にはマスクに関して言えば既成勢力であって、新規市場を切り開くバイタリティも手法も忘れ去っていた。

何十ぺん強酸性水の話を聞いても、二一世紀には主流の技術になっていくということすら、自分の頭では想像できなくなっていた。

強酸性電解水が再び見直されだしたのは、三浦電子の力でも興研の力でもない。ただただ水の偉力のお陰であった。

一部上場企業が生成装置を作り出したのである。

その結果、平成九年（九七年）に手指洗浄というきわめて狭い範囲ながら、医療用機器の認可を受けられることになり、三浦電子も三番目に認可を得た。

そして、同じ平成九年に三浦電子はこの水の特許を取得することができた。

特許請求範囲が「原水に食塩などを添加して、電解によって得られるＰＨ１・５以上、３・１以下の電解生成殺菌水」といういわゆる物質特許である。

どのような機械からであろうと、この方式で得られる水はすべてこの特許に抵触するという強

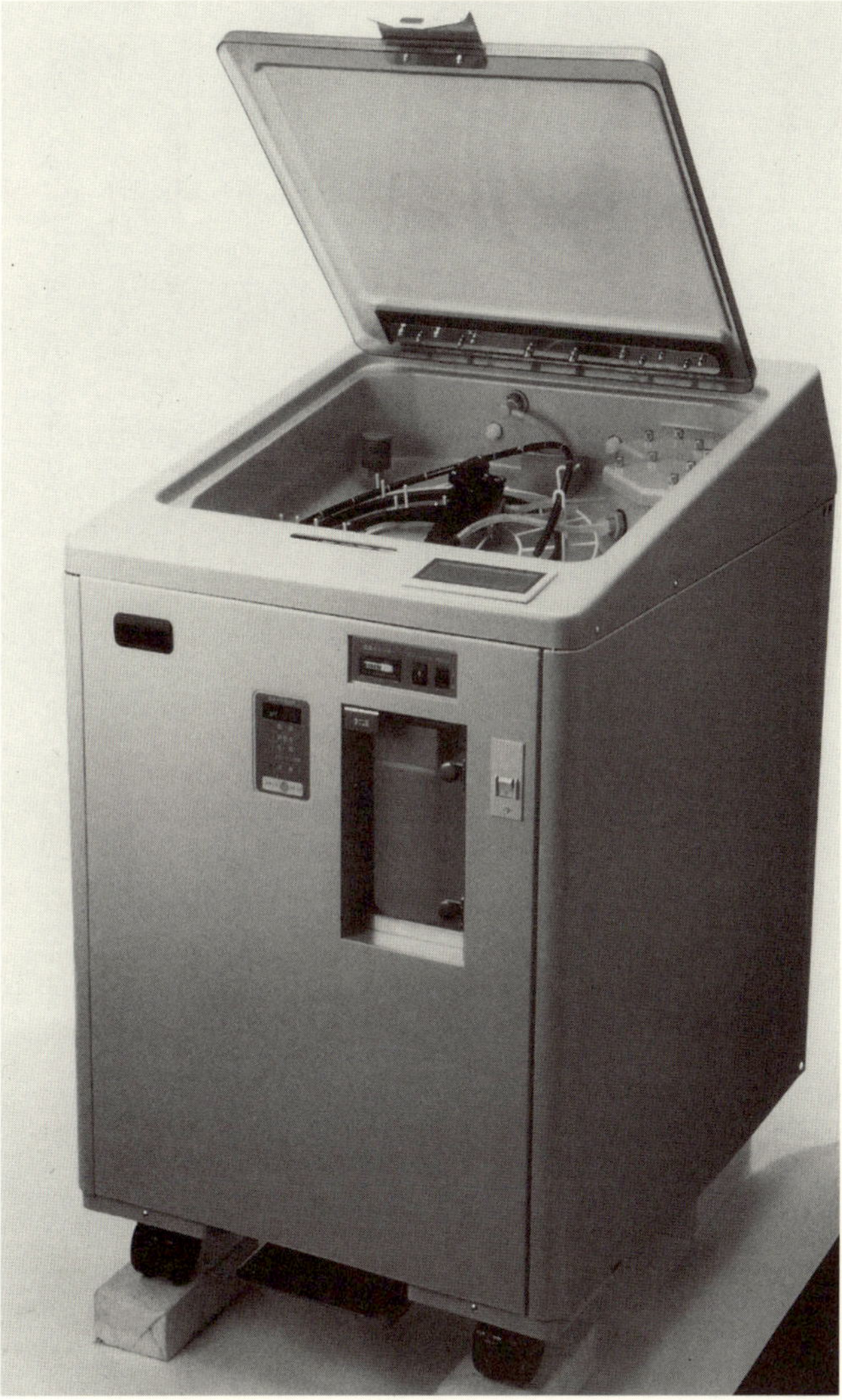

「鏡内侍」

力なものであった。

だが残念ながら、この特許もそれほど大きな力を発揮することはできなかった。

もちろん特許であるからユーザーを差し止めることもできる。しかし、ユーザーを訴えるということは事実上できないことであった。

「一社のために何かをすることはできないよ。だから特許を振りかざすのは止めなさい」とあらゆるところから言われた。

ユーザーである医療機関からも言われたことがある。

そこで、三浦電子はライセンスを供与する方向に戦略を転換した。

酒井はつくづく「日本は法治国家ではないんだな」と概嘆せざるを得なかった。

いくら特許法という法律があっても、どんなに人々の役に立つものを発明しても、それを守らないことが許されたり、特許権を主張したら最後、普及すらさせてもらえない社会が目の前に存在していた。

すべてが日本国民のためになるかどうかではなく、既成の秩序を乱すか乱さないかで判断される社会が、そこには存在していた。

民事裁判もまったく同じであった。

三浦電子は、強酸性水生成装置を売り出したあるメーカーに差し止めの訴訟を起こした。ところが、こともあろうに、明らかに殺菌用に強酸水を使っているのに、反対側からアルカリ水が出ているからという理由で敗訴してしまったのである。電気分解すれば酸性の反対からアルカリが出るのは当たり前である。詭弁としか言いようがないが、そんな被告の論理が通ってしまったのである。

ともかく日本の民事裁判は、ばかばかしいことがまかり通る。

じつは酒井にも苦い思いがある。中学生程度の判断力があれば、あっさり勝つに決まっていると思われるような民事裁判に負けた経験があるのである。

負けた経緯をよく考えてみると、明らかに裁判所の関心は、真実を知ろうという努力よりも、どこに落着させようかというところにのみ集中していることが感じられた。

その落着を拒否したために敗訴したのだと、酒井には感じられたのである。

七年もかかった裁判だったが、判決までに裁判長は四回替わり、判決を下した裁判長は就任一年あまりで、とてもこの裁判の途中経過を全部、真剣に読んでいるとは思えなかった。

なるほど、日本の裁判は鎌倉幕府以来の伝統、すなわち正統制や真理の追究よりも和解する精神を重要としているのだということがよく分かった。

法の番人である裁判所がそうなのだから、日本中が法治国家にならないのは無理もない。

法の下の正義が貫かれないかぎり、ベンチャー企業の末路は惨めなものだ。

同じ製品なら、誰が無名のベンチャーなど相手にしてくれるだろうか。有名ブランド企業の方から買うに決まっている。

ところで、酒井の戸籍上の名前は『眞二』である。なぜ、眞一郎と名乗っているのか。じつは、この裁判がきっかけだった。

この裁判のばかばかしい判決と判決理由を読んだ時に、こんな不真面目で不正義は許すことが出できない、一生をかけて闘おうと酒井は思った。

酒井には生まれた時に『眞二』というのと『眞一郎』の二つの名前が用意されていたようである。幹枝学という易断のようなところから示された名前らしい。母親が今様（いまよう）ということで『眞二』を選び「マサカズ」という読みを与えた。

ところが小学校以来、この今様の読みがなかなか普及しなかった。

担任の教師からも「マサカズ」と読んでもらったことがない。

クラス替えがあっても同じ担任で、四年間も受け持ってくれた先生ですら「シンイチ」と読むものと思い込んでいた。

卒業式のリハーサルの時にも「サカイシンイチ」とやられた。

「先生、マサカズです」と言ったら、「えっ、マサカズだったの？」と驚かれたくらいだから、酒井は「マサカズ」の名に愛着などなかった。

そこで、この後味の悪いこの裁判を契機に、ようやく和解した父の名の一字「郎」をもらった『眞一郎』の方を選び直して名乗ることにしたのである。

大げさに聞こえるかも知れないが、酒井はこの新しい名に、日本を良くしたいという覚悟を込めたのである。

酒井としては、本当は戸籍も変えたいくらいだが、裁判所に「今の裁判では日本は良くならないから、抗議のために名前を変えたい」と変更の理由を申し立てたところで、受理されるとは思わないので、通称だけで我慢している。

だが不思議なもので、こう覚悟を決めて名前を変える頃になると、アクア酸化水が認知され始めてきた。

皆、酒井と同じだった。はじめ真面目に疑問視していた多くの医師や学者たちが自ら認め、強烈な信者になり始めたのだ。

国立感染症研究所の堀田国元博士など、この水が菌に対し耐性を作らないことを証明し、なぜこの水に殺菌性があるのかの作用原理まで解明してしまった。

新潟癌センターの小越和栄博士も、今ではこの水のことを〝魔法の水〟と言ってはばからないし、北大名誉教授で日本褥瘡学会理事長である大浦武彦博士もこの水の効果について驚きを隠さない。

傷のことを創傷、火傷のことを熱傷と専門家は言うが、これらにきわめて有効とみる先生は激増している。

関東逓信病院（現ＮＴＴ関東病院）の櫻井幸弘博士は、もっとも早くこの水の殺菌作用を認めた医師の一人である。

櫻井氏は内視鏡の洗浄にこの水を使い、スピーディーで完全に除菌できる手法を確立した。同時に、アクア酸化水で消毒除菌する前に、内視鏡の管内（チャンネル内）をブラッシングする必要性も見つけたのである。

ブラッシングは強酸性電解水以外のどの消毒薬でも絶対必要だということが桜井氏によって示されて、ブラッシング後は強酸性水の利用がもっともスピーディーに処理できることも示された。

日本消化器内視鏡学会が制定する『消化器内視鏡機器洗浄・消毒法ガイドライン』にもブラッシングの必要性が盛り込まれた。

かくして櫻井氏と看護婦の佐藤絹子氏は全国の内視鏡技師会の講習会で、強酸性電解水を使った内視鏡洗浄方法を指導して歩くことになった。

興研の営業マンたちも遅ればせながら動き出した。

興研はマスクや環境改善設備もやっていたので、これとアクア酸化水と三本柱にしてナースの安全性について講演するようになった。

ようやく、わずかばかりだが「バンジャクさん」の真似ごとができるようになってきた。

話は少し遡る。

平成一〇年（九八年）、この時代、ハイジニックディビジョンはやや焦っていた。

かなりの投資をして大容量タイプのオキシライザ「０１Ｘ」、小容量タイプの「ＣＬ」を開発したものの、思ったほど売り上げが伸びていかなかった。

門外漢のこの分野への進出に対し、壁は予想以上に厚かったのである。

そこで、これを打開するために、さらにもう一段、アクア酸化水の価値が利用者に分かりやすい製品を開発したいと考えた。

そして、浮かび上がってきたのが内視鏡洗浄機である。

ただ、ハイジニックディビジョンは環境エンジニアリングから分離し立ち上がったばかりであり、技術者の数も少なかったので、この開発を開発部第一開発セクションに依頼した。

興研では、開発について、大まかに次のような部門で分類を行なっている。

五〜一〇年先のシーズ開発および基礎研究・測定技術開発は研究所が行い、三年くらいを目途とした周辺シーズ開発をテクノヤードが、また営業即対応型の開発をディビジョンが、さらに、ディビジョンだけでは対応できない場合や二つ以上のディビジョンにまたがる場合、そして既存のディビジョンの枠を超えてしまう場合を開発部が担当する。

酒井は平成一一年（九九年）九月の月例発表会で、新人の大山欣伸がリーダーの友岡仁に代わってこれを発表するまで、この経緯をまったく知らなかった。

まだまだ実際の菌ではテストもしていないものだったが、アングルを組み立てた中に強酸性水と強アルカリ水のタンクを入れ、オキシライザを備え、内視鏡の外側を噴射する水で内側を通水する水で殺菌する内視鏡洗浄機の発表をやったのである。

「へえー、こんなものをやっていたのか」

ディスカッションタイムが終わった後の、酒井の第一声である。

興研では開発はできるだけ自由に、何の制限もなくやらせることにしている。

それが、いつもＩＳＯの審査の時に問題になる。開発を失敗させないための何のチェックも行なわれていないからである。

「0点が大事なんですよ」

と、審査担当者に対して酒井は答える。

自分の頭で考え、自分勝手にやる。そして周りから0点の評価をもらう、この経験こそが良い開発者を作っていくには欠かせないと言う。

良い開発をする者は必ずといってよいほど、酷評に反発した経験を持っている。

酒井は、こうした事実を力説して審査員に納得してもらっている。

大山の発表の時に少しばかり評価された点は、内視鏡の外側の汚れを取るために新しい評価法を自分で作ったということくらいである。洗浄機そのものは実際評価以前のものだった。

しかし、若いというのは恐ろしいものだ。この試作機とも呼べないバラックをNTT関東病院に持ち込んで、実際の菌による治験を願い出たのだ。

櫻井先生は恐らく呆れていたに違いない。しかし快く、実験に応じてくれたのだ。

若者の向こう見ずさに負けたのかもしれない。

案の定、実験は失敗だった。チャンネルから菌が出たのである。

この実験は、内視鏡洗浄は管内のブラッシングが絶対必要という、年来の櫻井博士の主張を証明したようなものだった。

第二次試作のための予算申請がされた。

そこには、飯能研究所内に大腸菌によるチェックを行なうことができる設備予算が含まれていた。こうした設備は、興研では所沢研究所の方に大規模なものがあったが、制癌剤の開発用に使われているので、新たに飯能研究所にも備えたのである。

試作は結局七回行われることになってしまったが、若者の不屈の気持ちと毎回浴びせられる酷評のお陰で、平成一四年（二〇〇二年）四月に内視鏡洗浄機はようやく完成した。

この機械は『鏡内侍（カガミナイシ）』と命名された。

当初、ディビジョンでは『速洗力』という名が考えられていたが、『速洗力』も『即洗力』も、他の分野の製品とはいえ、他社によって使用されていることが分かった。

「内侍」は天皇の身の回りを世話する最高位の女官のことである。

内視鏡のお世話をするものという意味でつけられたが、実を言うと、ナイシキョウを逆さまにしたらこんな字が当てられたというのが、本当のところである。だから「カガミノナイシ」ではなく「カガミナイシ」なのである。

強酸性電解水は二一世紀の消毒の主役の一つになると、酒井は思う。

誤解や偏見から今は否定している人も、その効果を見たら否応なしに認めざるを得ないだろう。反論は出さないが、無視し続けて潰してしまうという、従来日本にありがちだった手法も、この水に関する限り通用しないだろう。

何しろ従来の消毒薬に比べ、人体に対する毒性の低さと環境への優しさという点で、別格の優位にあるのだから。

二一世紀中に必ず消毒の中心的存在になって、人類のために貢献していくだろう。

だがその中核となっているのが三浦電子と興研かというと、それは必ずしもそうとは言い切れないかもしれない。

幸い特許法の改正で、超大手企業では機械は売り出しているが、強酸性電解水を殺菌除菌とは謳っていない。ライセンス契約する企業も増えた。しかし、特許が切れた途端に進出してくることは明白だからである。

もしそれまでに、三浦電子がある一定レベル以上の不動の地位にいなかったとしたら、日本人の発明を、日本人が発明した故に潰してきたという、日本のこれまでの歴史を再び繰り返すことになる。

せめてそうした惨めな日本人感を持たなくてすむよう、酒井は三浦電子の応援団であり続けよようと決意している。今の日本人を信じて。

2 ブレスリンク（呼吸追随形ブロワーマスク）

「マスクという奴は誠に面白いものだ」と酒井はつくづく思う。見かけは雑貨品である。せいぜい三〇〇〇円も出せば、立派なマスクが買える。ホームセンターなんかに行ってみると、何百円で売られているマスクもある。

ところが、マスクの性能を本当に測れるのかというと、そんなことができる人間は世界中見渡してもほとんどいない。

何故測れないのかというと、そこに人間という不確定の固まりのような厄介なものが介在するからである。

マスクの性能はフィルターの性能と顔とのフィットの合計、それに呼吸の苦しさによって評価される。

ところが、そのフィルターの性能ですら呼吸によって左右される。そしてその呼吸は人によって実に千差万別なのである。

フィットの方はさらに難しい。平均的なフィット率（逆に言えば漏れ率）などというものはないからである。

フィットは、マスクの接顔部と顔との出会いで決まる。その人に特有なフィット率もない。朝と夕方では顔は変わるし、会話をしたり笑ったり顔をしかめたりすればフィット率は大幅に変動する。

世界中の学者もそのへんまではもう追いかけない。一定の測定条件で良いものとしてしまう。雑貨品のためにこんな七面倒くさいことを研究する人はむしろどんどん減っている。もしかしたら興研には喜ばしいことかもしれないのだが、酒井はむしろ寂しさを感じる。特に規格が現実の性能とますます遊離していく現状を見ると、本当に良いマスクを開発する意味があるのかどうかさえ疑い出してしまうほどである。

防じんマスク、防毒マスクというのは人間の肺の力で通気する。吸った時にフィルターに抵抗があると息苦しいばかりか、顔とのフィットからの漏れも大きくなる。

フィルターが目詰まりしたりするとますます息苦しい。

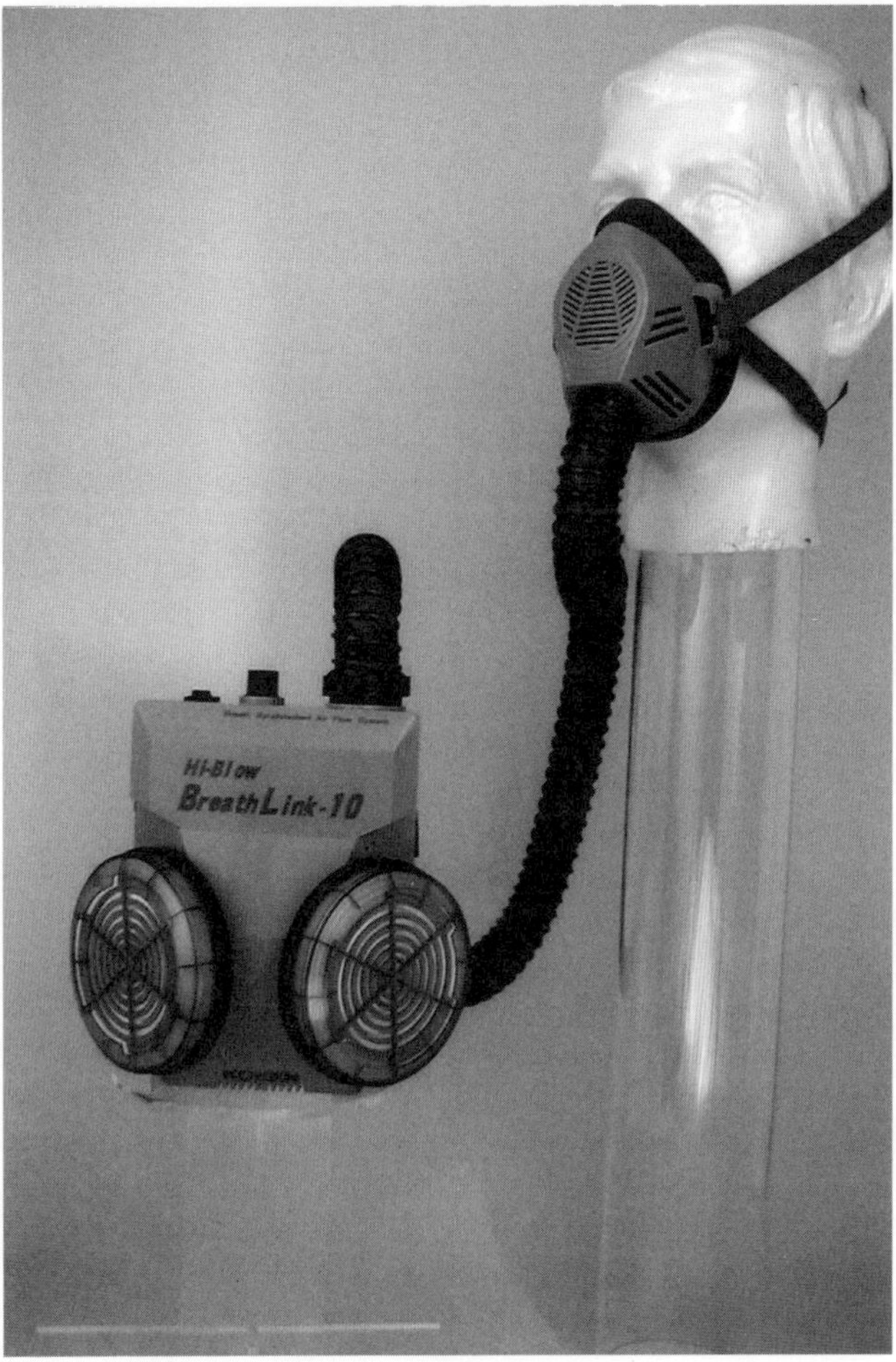

「ブレスリンク10型」（呼吸追随形ブロワーマスク）

そこでブロワーマスクなるものが登場する。ブロワーを使ってマスク内にフィルターで濾過された空気を送ってやるのである。

呼吸が楽になると同時に接顔からの漏れも減るので有効と言われている。特に面体内を周りより高い圧力になるように余分に送風しておくと漏れがほとんどゼロになるので、送風量は多いほど良いとされてきた。

そこで、今のＪＩＳ規格では一回の呼吸で一・六リットル、それを一分間に二五回呼吸させた条件で面体の中がプラス圧になっていることを求めている。

ところが、呼吸は一定の流量で流れるわけではないから、呼吸の一番速く流れる時でもプラス圧にしなければならないとなると、ブロワーで送風する時は一三〇リットル／分くらいの送風をしないとこの条件を満足できない。フィルターが目詰まりしてくると風量が落ちてくるので、最初は一五〇リットル／分くらいが必要になる。

実際に、人間が長時間作業する時の呼吸はせいぜい二〇リットル／分くらいだから、六〜七倍の風量を流すわけである。

呼吸は吸う時だけ苦しいと思うかもしれないが、実は吐く時の方が肺の力は弱い。これだけ風がどんどんきてしまうと、吐く時も結構辛いのだ。

こういう規格に無理やり合わせて製品を作ると、ユーザーにとっては迷惑なものができてしまう。

何といっても、人間にとってはマスクなどしない時が一番楽なのである。

平成一二年（二〇〇〇年）一一月、電子回路の勉強会の時である。

開発部から特需ディビジョンに異動したばかりの栗山智は、

「こんなものを試作してみたのですが」

と小さな試作品を取り出した。

栗山は開発部時代、低電力の無線機を使って画像を送るアイディアを出し、ある無線機メーカーと共同でこのアイディアを製品化しようとしていた。

しかも、それを防爆仕様でやろうとしていた。

防爆製品の検定を取った者なら分かるのだが、これは大変難しい。指針があるにはあるのだが、指針を読んでもまったく分からない。

本質防爆というのはあらゆる可能性の中で絶対に爆発が起こらないという論理を立て、その論理を証明する実験データを出し、なおかつ検定機関の試験をパスしなければならない。単に試験データが良ければ良いというわけではない。

栗山はアイディアを出したり作り上げてしまうことは得意だが、精密な論理を組み上げるというのは得意ではなかった。二年近くも先輩にしごかれながら四苦八苦の末、何とか防爆の方をクリヤーし画像を送れそうだということになった。

ところがさんざん苦労した結果は、哀れなものだった。

画像の転送速度が遅く、現場ではイライラして待てないくらいなのだ。早くすることは可能だったが、そうすると画像が荒くなって実用域を越えてしまう。

部品の入手も国産だけでは無理ということも重なって、この開発はあえなくお蔵入りとなってしまった。

と、その直後にまた新しいアイディアを提案してきたのである。

いつ、どこでそのアイディアを得たのか、開発が失敗に終わってがっかりしている暇もない提案であった。

まったく手作りの、機能だけが見れるバラックセットであったが、見事に呼吸に同期してブロワーが回っている。

次の定例発表会の昼食時、およそ一五人ほどが緊急招集された。

「ブレスリンクを平成一四年三月までに商品化する」

酒井はそう宣言した。

さっそく、プロジェクトチームが編成された。

面体部分は開発部の佐藤章博が、ブロワー部は所沢テクノヤードの大野昌之が、フィルター部は狭山テクノヤードの江田邦臣が、そしてもちろん、中核となるセンサーおよび制御回路を栗山が担当することになった。

それらの総括取りまとめを、安全衛生ディビジョン技術開発セクションリーダーの篠宮真樹が行なうことになった。

各々は自分の職場に戻って担当部分を開発し、定期的に集まって進歩をチェックするという方法を取った。

このために、しばしば思い違いからの軌道修正が必要となった。険悪に近い状況になったこともあったし、慌てて担当替えをする場面もあったが、期限の方が喧嘩をする暇すら与えなかった。

時に、途中の機能や信頼性の実験結果すら待たずに併行作業も進めた。

これほど急いでプロジェクトチームが製品を開発したことは過去にないことであった。

製品ができ上がると、製品名を付けなければならない段階になった。

誰かが「Breath-Linkは意味が少し違うんじゃないか。Synchronizedが正しいんじゃないか」

と言い出した。だがSynchronizedでは長すぎて言いにくい。

結局このシステムの方をBreath Synchronized Air Flow Systemと呼ぶことにして、製品名の方は栗山がずっと使ってきた「ブレスリンク」でいこうということになった。

さて、こうして呼吸にブロワーを追随させると、呼吸は吸う時も吐く時もほとんど抵抗なく行なうことができる。

マスク内部はわずかのプラス圧を保持しながら、余分な送風はほとんどカットできるので、フィルターの目詰まりも防げる。

電池の消耗も抑えられるので、小さく軽い電池ですむ。

良いことづくめのようであるが、一つ問題があった。

ＪＩＳ規格から外れてしまうのである。

ＪＩＳ規格のような大きな呼吸に合わせてブレスリンクを作ると、実際の人間の呼吸くらいの空気量の時にセンサーが鋭敏に作動せず、実際の呼吸の時に合わせると、ＪＩＳ規格の呼吸の時は制御不能になってしまうのである。

実用上、制御不能では役に立たないから、感度は実用上の方に合わせ、やむを得ない手段として、スイッチの切り換えで一定風量の強い風も送ることができるようにした。

ＪＩＳに無理やり合わせるためである。

良いものを作ることはできるようになったが、規格を変えてもらえるような力は興研にはないからである。

これからじっくりと先生方に見せて、この製品を規格の中でどう扱うか考えてもらわなければならない。

世界初の製品を作ることは日本国内も勿論だが、世界中に向って規格を考えてもらわなければならない場面が生じることが分かったのである。

そんなことから、技術者が英語で自己主張できるようにするという、興研の次の課題が生まれてしまった。

ブレスリンクは、防じん・防毒マスクの景色をすっかり変えてしまう可能性すらある。

人間が呼吸する量とほとんど同じ送風で良ければ、防じんマスクだけでなく防毒マスクにも使えるようになる可能性がある。

そのためには、さらに技術を向上させる必要があることはもちろんだが、世間に認めてもらう努力も必要だろう。

苦しいマスクよ、さようなら。興研の技術陣はこれからも挑戦し続けるに違いない。

3 アクアフラッシュ(トリクレン浄化装置)

平成一一年（一九九九年）四月、酒井は苦り切っていた。

埼玉県の飯能市の地下水調査の結果、トリクレンが発見され、他の二社とともに興研飯能研究所も疑いがあるので自主的に調査して欲しいと申し入れられたのである。

たしかに市の調査結果から見れば、興研が疑われても仕方がないデータであった。

そこで敷地の土壌及び地下水を調査してみると、明らかに汚染が確認されたのである。

この場所を研究所で専用で使うようになってからは、トリクレンは扱っていない。だから汚染は工場が移転した昭和六二年（八七年）、つまり一二年以上前のものである。

いくら法律が制定される以前のものとはいえ、興研は環境屋である。

「こともあろうに、環境屋である興研がこんな不始末をしでかして、どんな面をして人に会えるというのか」

酒井としては、憤まんのはけ口がなく、どうにも押さえ切れない気分だった。

というのも、トリクレンに対しては過去最高の注意を払ってきたつもりだったからである。ミクロンフィルターを製造する時、樹脂を溶剤に溶かしてから羊毛フェルトにコートする。最初は可燃性溶剤を使っていたために、よく出火した。

何しろ当方は静電気を発生させることを目的としているのだ。だから溶剤が爆発限界に入るや、たちまち発火してしまうのである。

だから不燃性のトリクレンを発見した時には飛び上がるほど嬉しかった。

だがトリクレンは塩素系溶剤である。

自分たちは安全屋であり、作業者への安全対策や環境対策を万全にしなければということになった。

したがって、作業環境を閉鎖型にして使用した溶剤を活性炭吸着により回収してしまわなければ、トリクレンは採用できないということにした。

ところがトリクレンは塩素系であって、活性炭吸着するところまでは良いのだが、この手の回収装置で普通にやられる水蒸気脱着をやり、冷却して回収するという方法を取ると、塩酸が生じて回収装置がもたないという。

その理由で、トリクレンの吸着回収装置をやってくれるメーカーがないのである。かなりの高濃度で大量の処理がいるということになると、責任を持てないといって辞退されてしまった。

そんな時に助け船を出してくれたのが、産業医学総合研究所の橋爪稔先生だった。化学工学が専門の橋爪氏は、作業環境改善の仕事をしていた。

そこで酒井は加藤陽樹と連れ立って、橋爪氏のところに協力要請に行った。ミクロンフィルターについても良く知っていた橋爪氏は、トリクレンはやったことがないと言われながらも、協力してもらえることになった。

そして化学工学的な計算を綿密にされ、システム図を書いてくれたのである。それこそ配管径から活性炭量、チラー水の量、バックアップ、活性炭の温度上昇に対する緊急装置、予想をはるかに越える分厚い設計書であった。

しかも、橋爪氏はこの工事がどの業者でできるか、数社の選定と業者選定の基準まで伝授してくれた。

にもかかわらず、実際当時の興研にはどの業者を選ぶべきか選択する能力はまったくなかった。結局、業者選定までお願いすることになった。

こうして選ばれたのが、オルガノであった。オルガノは水処理エンジニアリング会社としては超一流で有名であったが、気相吸着では知られていなかった。

オルガノにとっても、おそらく初めての挑戦ではなかっただろうか。そのせいかどうか、担当した技術者は実に真面目で優秀であった。

橋爪氏もそこが気に入ったのだろう。

オルガノと契約を結ぶ前に橋爪氏が言った。

「高濃度塩素系溶剤の吸着回収は誰も経験のない技術だ。吸着塔はフェノールコーティングもしたし、配管の主要部はSUS316を使った。考えられるだけの検討をしているので大丈夫だとは思うが、最悪の場合、半年しかもたないかもしれない。万が一そんな状態になったとしても勘弁してほしい」

この時のミクロンフィルターの製造装置は三〇〇〇万円ほどだった。そしてこの溶剤回収装置は五五〇〇万円だった。

酒井は注文書をその場で手渡した。

この回収装置は、修繕や部品の交換をしながらも一〇年もった。そして二号機もまた一〇年間活躍することになった。

そして何より、環境庁から依頼された機械電子検査検定協会の「非特定重大障害物質発生源等対策調査報告書」に掲載され、モデルプラントとして紹介されたのである。

こうした経緯をもつほど、興研はトリクレンには注意を払ってきた。

装置の周りにはコンクリートの壁で囲んで、万が一、配管など破損してトリクレンが流れ出しても流れ出さないようにと注意もしてきたのである。

今考えれば、もっと早くＩＳＯ的なマネージメントをしておけば良かったと、酒井は思う。指示はすべて書類で行ない、ルールを作って、その実施をきちんと確認する。当時は、そんなことはお役所仕事くらいにしか酒井は考えていなかった。

酒井は断腸の思いで汚染の事実を公表し、処理を約束した。

実際に調べてみると、トリクレンタンク周辺がもっとも濃度が高い。妙であった。タンクのトリクレンは配管によって自動的に加工装置に送られるのだから、どうしてその部分がそんなにも汚染されたのか分からなかった。

しかし、現場の人によく聞き取り調査をしたところ、原因が分かった。

タンクローリーからトリクレンを給油し終わった時に、ジョイントを外してそれを地面に置いてキャップを閉めていたらしい。その時にホースに残っていたトリクレンが逆流して流れ出ていたというのだ。

それが毎回繰り返されたことにより、その場所がかなりの濃度で汚染されたらしいのだ。

リスクは思わぬところにあるものである。

安全衛生管理の標語の一つに『ヒヤリ、ハット』というのがある。日常ヒヤリとしたことやハットしたことを書き留め、対策を打ってしまうというものだ。

「ハインリッヒの法則」の逆手を取ろうというものだが、ヒヤリともハットもしないのではしょうがない。

今となっては、あとの祭りである。環境だけはたとえどんな理由があろうと、自分が汚染したら自分で処理しなければならない。

酒井は飯能研究所副所長の木村を呼んだ。ここでも飯能研究所の技術力に期待したのである。

「おい、われわれは環境屋だ。こんな恥かしいことになった以上、汚名を注ぐために何かをしなければならない」

「せっかくこんな体験をするはめになったのだから、トリクレン処理の新しい技術を開発してしまおう。何しろ興研は技術立社を表明しているのだ」

「自分の技術で処理をしようではないか」

実際はそう簡単ではなかった。市や県は既存の技術、つまり活性炭処理しか処理方法として認めてくれなかったからである。

しかし、技術開発は続けられた。

酒井がこんな無理な注文をしたのには、わけがあった。

飯能研究所は以前から機能水の研究をやっていたのだが、強酸性水と強アルカリ水が匂いなどのガスの処理に向いていることが分かっていたからである。

この時、大学院を出たばかりの春田広樹は、酸化チタンにUVを照射するという、世間でよくやられる方法だが、ガスの分解の研究をしていた。

木村はこれを組み合わせようと考え、実験を始めていた。そしてトリクレンが分解される現象を掴んでいたのである。

トリクレンが分解できるといっても、その処理能力からみると実用性にはほど遠かった。それでもその現象を頼りに実験に継ぐ実験が繰り返され、少しずつ性能が向上していった。

しかし、この仕事の進め方は油断があった。強電解水を使用してこんなことをしているのは自分たちくらいだろうという思い込みがあったのである。普段なら一番先にする特許の検索を後回しにしていた。

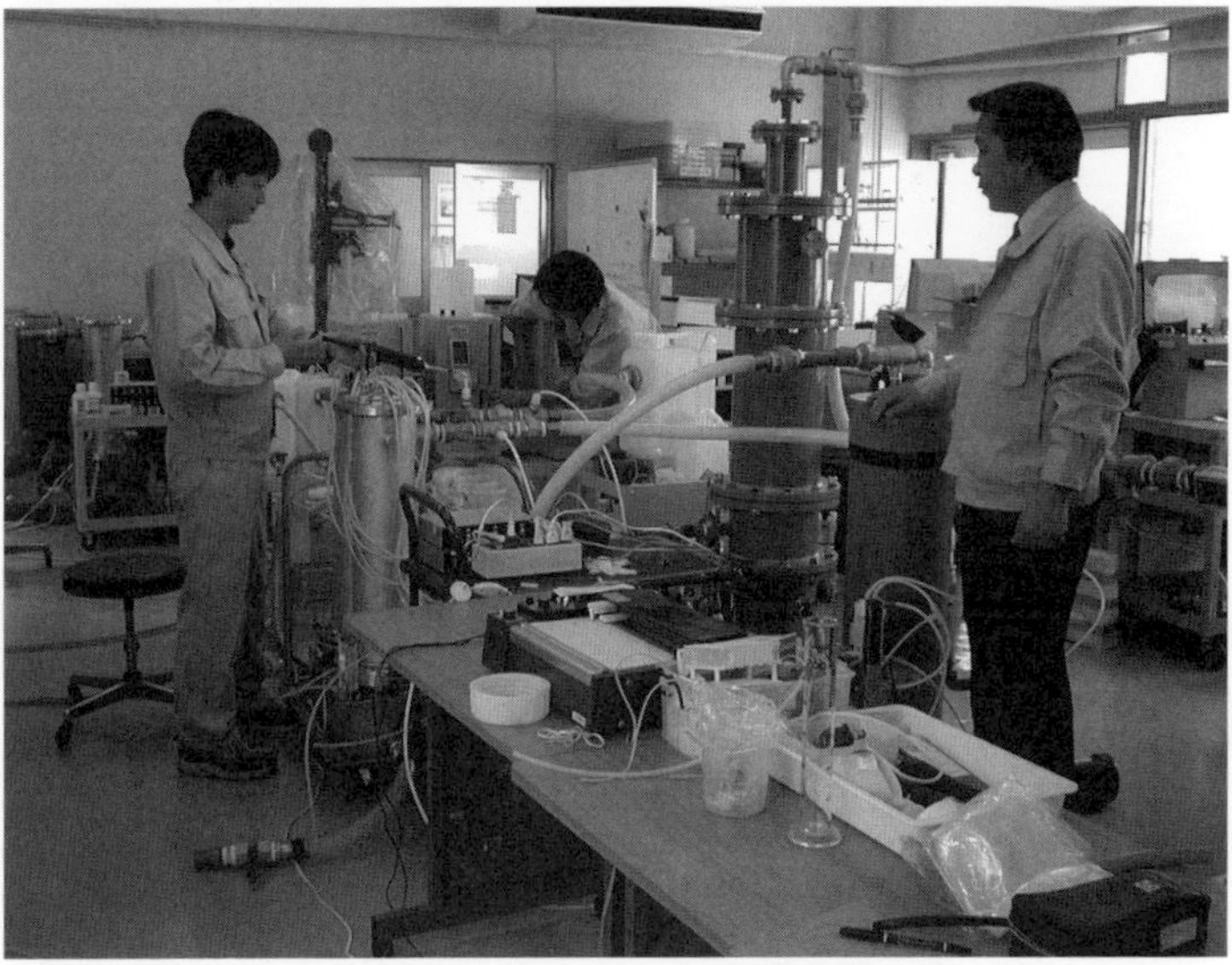

バラックセットでデータを取る開発者たち

仕事が進んで、少しずつ成果が出始めた時に、この特許検索に戻ったのである。

するとほぼ同じようなことをキヤノンがやっていたのである。

いや、興研がやっていること以外にも、水の電解技術を利用した沢山の特許が申請されていたのである。

予想外のことであった。キヤノンが何故電解水に着目し、何故こんな技術に挑んでいるのか分からなかったが、先着されていたことは確かだった。

だが木村は少し疑問があった。

少なくとも自分たちの実験の範囲では、キヤノンが出している特許のレベルでは実用性がないのだ。

キヤノンの特許を外した別の技術で、なおかつ実用化できるものを開発しなければならない。

キヤノンの特許はすべて三〇〇ナノメーター以上の波長の紫外線を使用することになっていた。

三〇〇ナノメーター以上の紫外線というのは、一般にブラックライトと呼ばれ、どこにでもある普通の紫外線ランプである。これを使うことで、ランプのコストが非常に安くなるという利点を利用することを考えているらしい。

木村はこの壁を崩そうと思った。

紫外線ランプそのものを研究して、波長二〇〇ナノメーター以下の廉価なランプを作ってしまおうと思ったのである。

マスク屋というのは奇妙なものである。

大学で教わる技術は、直接には何の役にも立たない。

入社の時から専門を捨て、目の前に必要とされている技術を自分で勉強しなければ何もできない。

木村は本来、化学屋である。

もし彼が他企業にいたら、紫外線ランプの改良などという専門外に挑んで、目的を達してしまおうということは考えもしなかっただろう。

しかし、彼はすでに粉じんやガスの測定器を散々いじっていた。

紫外線ランプに挑むことも、彼の中では当たり前のことになっていた。

ランプメーカーを呼び、改良点をいちいち指図した。

そして、極めて低い消費電力で、トリクレンをほぼ一〇〇%分解できる紫外線ランプを開発してしまったのである。

トリクレンを分解すると分解生成物ができる。少量だが、ホスゲンなど厄介なものも生まれてしまう。

どんなものが生まれそうだというのは、コンピューターがはじき出した。

制癌剤を開発していた時に、分子軌道法による電子の高密度部と低密度部が計算で分かるソフトを導入していたからである。

結局、この分解生成物の処理に電解生成水が役に立った。

電解生成水で処理すると、これが見事に中和され、炭酸ガスや無害な炭化水素化合物になってしまうのである。

環境エンジニアリングディビジョンはこの木村の実験セットをユニット化し、製品化にこぎつけた。

興研は、トリクレン汚染という誠に恥かしい失敗をやらかしてしまった。

だが、酒井はこれをバネにして、自ら標榜している技術開発力によって、こうした環境問題にチャレンジしたいと思っている。

失敗は、神が恵んでくれたチャンスだったと考えて。

V 世界から尊敬される国になろう

早いもので、酒井が興研の経営を考え続けて三〇年近くになった。その間大きくしたいという願望をひたすら抑えてきた。

自分の力の無さで倒れるのは仕方がないが、他人のせいで倒れるのは嫌だと思い、小さくとも自己ブランドでオリジナリティの高い製品作りに努めてきた。

小さい会社、成長性の低い会社としばしば屈辱的な対応をされたこともあったが、必ず評価される日がくると信じてきた。

その願いのせいか、近頃ではむしろ過大評価としか思えない対応をされる場面すら出てきた。図に乗らないようにと、酒井は自戒している。何しろ興研は未だに小さな会社なのである。経営資源だって少ないし、ほんの一部の人を除けば全く無名の会社だ。

酒井の身びいきの採点でもってさえ、最近になってやっと技術開発力だけが何とか一人前になってきたかもなあと思えるようになってきただけの会社である。

世界へ出れば、もっと無名である。

若い社員にはこれから語学の壁を打ち破って、世界的な交流をして欲しいと、酒井は思っている。もう彼らが興研を引っ張っていく時代だと思っている。

ところが酒井は、彼らに外国へ行ってもらおうと思いながら、今の日本の混乱が少し気になっている。

今の状況が続いていくと考えた時、彼らが外国へ行った時、外国人たちから日本人と判っただけで馬鹿にされ、劣等民族と蔑まれながら付き合いをスタートしなければならない状況がきてしまうのではないか、そうだとしたら余りにもかわいそうすぎはしないか。

だがもっと情けないことがあるかもしれない。それは日本人自身がこの国に誇りを失っていっているように見えることである。

「国のことを考える」と言うと、偏狭な国枠主義者に見られてしまいかねないのも恐いが、自分の国を馬鹿にすることで自分だけが例外的に崇高だと思う精神を持つというのも、世界的に見て奇妙な現象である。

この国の悪いところはたくさんある。だがそれを真剣に考え、できれば自分たちの手で直したいと思うことの方が健全だろう。

今日本は、構造改革一色である。

しかし、どんな構造改革をすれば良いかを巡る議論は混乱している。

はっきり分かっていることは、今まで通りではいけないということだけである。

今強力に主張されている意見を探してみると、それは米国形社会を構築しようということのようだ。

リスクマネージメントの観点からみると、これは危険だと、酒井は思う。

「何が危険かというと、第一に日本人はアメリカ人ではないからです。日本人をアメリカ型の競争社会にいきなり連れていっても、そのストレスに耐えられる者はごくわずかでしょう。今、日本の中で世界標準の提唱をしている人たちは、世界のどこへ連れていっても通用する強者ばかりです。仮にアメリカ型社会が普遍的で正しいとしても、わが国には、その社会にすぐついていける人はむしろ少ないと思わざるを得ない。国民多数がついていけない改革は、失敗に終わらざるを得ないと思います。

第二のリスクは、もしそれを成し遂げても世界からは尊敬されないだろうということです。（もしかしたら今よりはましになるという言い方があるかもしれないが）それどころか、世界の人々の日本への苛立ちは頂点に達している感があります。日本人が何も主張してこない、何をしようとしているのか分からないと思っているからです」

次の文はリチャード・A・ヴェルナーというドイツ人が書いた『円の支配者』の中の一説である。

「一九七〇年代、日本の自動車産業と消費者用エレクトロニクス製品が力を伸ばしてきた。一九七〇年、アメリカのテレビメーカー、ゼニスは、日本がアメリカでテレビをダンピングしていると提訴した。だがこれは証明するのが難しかった。日本企業の信じがたい強い真の原因は、個々の企業のあからさまなダンピングではなかったからだ。それはシステムそのものだった。日本経済は世界の市場で製品をダンピングするよう作られており、国を挙げてソーシャルダンピングをしていた」

「ふざけた文章ではないですか。実際は、この企業のダンピングを証明するのが難しかったと言っているのだから、ダンピングはなかったのでしょう。しかし日本人が強い競争力を持つはずがないので、日銀か政府か悪の支配者が、それと分からないようにソーシャルダンピングをするシステムを作ったということらしい。

しかし、これが、欧州人の目から見た日本人観を素直に写し出した姿なのでしょう。

何故か、何故彼らにそう見えてしまうのか。

それは日本人が何も発信しないからです。発信できないことが不信を招いている。日本がアメリカ型社会を目指して構造改革に挑んだとしても、成功して誉められることはないでしょう。彼らはオリジナリティのないものを決して尊敬しません。失敗すればもっと惨めです。どうせ構造改革をするならもっと夢を持ちたいものです。成功した暁には、世界がさすが日本だ、こんなやり方は欧米人には考えられなかったと言われるような日本独特なものを作ったらどうだろうか。もう外国を手本に日本を変える時代ではなくなったと思うのですが」と酒井は憤懣やるかたないという面もちで語る。

では、酒井が興研で行なってきた経営改革を日本の構造改革に延用したらどうなるか、「酒井流日本構造改革案」を紹介して、本書の締めくくりとしよう。

1 三〇年後をイメージしよう

私が興研の改革をしようとした時、最初にしたことは一〇年後の姿をイメージしたことだった。実際には二〇年かかったが、どんな改革も明確な将来イメージを持たないことには、成功はおろかスタートすら切れない。イマジネーション アンド クリエーションだ。

明治という時代が岩倉使節団、特に大久保利通のイメージで日本の将来像を描いて成し遂げられたように、そして戦後は吉田茂と池田隼人のイメージで経済大国の道を進んだように、はっきりとしたイメージを持つことが成功につながる。

バブルがはじけるというような異常な体験をして、今再び苦境に立たされた日本は、苦境を脱するために新しいイメージを必要としている。

ただ現在の日本は大衆民主主義の国である。少数の主導的政治家のイメージだけでは成功しない。

国民の大多数が同じイメージを持つことが必要だ。

だから直接、今の自分自身の生活に響いてくるようなイメージは描けない。

だから、ほとんどの人が自分とは直接関係がない自分の子供や孫の時代にこうなるというイメージを作ることが大切である。

国民が全員、そうだこんな日本が良いなというイメージを作り上げていく過程を大事にすることが必要だろう。

宮崎駿監督にそんなイメージのアニメを作ってもらっても良い。

皆がイメージすることが大切である。

以下は私のイメージである。

☆　☆　☆　☆　☆

三〇年後、いよいよ政府の機能は一〇の州に分散された。

州都は、どの州も一五〇万~三〇〇万人の人口を持つ新しい都市である。

州都同士は超高速鉄道と超高速道路で繋がり、燃料電池車が無公害で走っている。

これで万が一大きな災害が起こっても、国中で助け合えるネットワーク型社会になった。

超高速道路も超高速鉄道も大都市を結んでいるので全て黒字である。

それらの投資は思い切って、金利ゼロながら国の苦境を救ってくれたという理由で、一代限り相続税なしの救国国債を発行したことからスタートした。

国が本気で地方分権を行なうことが分かり、その後は民間が我も我もと開発を引き受けることで続けられた。

眠っていた一四〇〇兆円の個人金融資産が動き出し、経済は完全に立ち直った。

新しい都市は通勤は三〇分以内、レジャーも三〇分以内、保育施設がいたるところにあり、産休も十分に取れたので女性の九割以上が社会進出していた。

そもそもアメリカの繁栄は女性の社会参加によって得られたということを真似させてもらった。

女性が参画することで企業は人件費の増加を抑えられ、家計は二人分の稼ぎとなったために一・五倍になった。

ベビーシッターやホームヘルパーという主婦が行なっていた仕事が職業に加わった。

雇用機会がサービス業を中心に圧倒的に増えた。

子供は自由に選択できる学校で、広い芝生の校庭を走り回っている。

人口は増加に転じている。

職業によっては六〇歳以下の人は就業できなくなっており、街そのものがバリアフリーの為、元気なお年寄りは七〇歳を過ぎても働いている。

皆元気なうちは年金など拒否するようになっていた。

その一方で、真に必要な人には十分な福祉が受けられている。

すべての産業の人達が効率と真のサービスの両立を目指した結果、世界中どこに行っても得られない文化がそこに育ちつつあった。

一件の家は最低五〇坪以上の建坪を持っていた。

街並みそのものが統一が取れていて美しい。

電信柱のような醜いものはとうになくなっているし、せっかく舗装した道路を次々と掘り返すような無駄もなくなった。

人々のライフスタイルが変わっていったので、長期にわたって再び経済成長が続いた。

長期の経済成長は人々のライフスタイルの変更がないと達成されないことが証明された。

三〇年前の日本は、ケインズの乗数理論がほとんど有効でなくなるほど経済が停滞していたが、ライフスタイルが変わり、それに人々の収入が増加するという条件が加って乗数効果がハネ上がり、長期の経済成長が可能になったのである。

人々は金融資産の四分の一～三分の一は自分の夢を託す企業に株式投資するようになっていた。

何しろ二一世紀の初頭はひどかった。

アメリカ型の強欲資本主義が幅を効かせていて、どんな環境でも仮に投資対象企業の株が下落局面でも、自分だけは儲けようというシステムがはびこっていて、その都度、株価は意味もなく乱高下した。

そのために、世界中の資本主義が経済を破滅させたが、この矛盾に気づき、金はないが腕を持った経営者と、腕はないが金はある大衆資本家が、同じように自己責任で夢を共有しようという、古くて新しい資本主義をいち早く導入した日本だけが破滅を逃れていた。

興研もそうした夢を共有する株主によって支援されていた…。

私の白昼夢はこのくらいにしておこう。

何の根拠もない夢想をよく書けるものだと思われる方もいるだろうが、未来など誰にも予測できるものではないから、どんな白昼夢だろうと恥かしがることはないのだと思う。

ともかく、どんな社会であったら良いかを皆がイメージする。

三〇年先でも五〇年先でもよい、皆がイメージすることから改革する。

「今は駄目だ」というだけでは何も生まれないと思う。
未来のイメージが明確になればなるほど、改革の道筋は自然についてくるだろう。

2 共生とルールの国にしよう

日本人が尊敬されないのは表向き法治国家、内実相対規範国家だからと言った。これは外国人には分かりにくい。

少し前の中国のように「俺のところは完全な相対規範国家だから、例えば同じ製品であっても相手によって値段が変わるのは当然である。外国人に高く売るのは当然だ」とはっきりと自己主張されると、「とんでもない国だがしょうがない」ということになる。

まだ日本がこんなに経済大国になる前、アメリカ人が次のように言ったと聞いた。「中国とは問題が山積みしている。だが彼らが言うことは理解できる」「日本とは何も問題がない。だが日本人が何を考えているのか全く理解できない」

国会議員の秘書が色々な面で問題になっている。

国会議員は法律を作るのが仕事である。だがその国会議員が法律と実体を使い分けている。

その問題の集約されたところが議員秘書らしい。

日本を法治国家と思っている議員がほとんどいないようだということがここにきて急に表に出てきた。

かねてからずっと皆知っていたことではあるが。

こうしたことが問題となってきたのは、少しは日本が法治国家の方向に進んでいる証拠なのだろう。多分本当に法治国家になってしまうと、現状の法律は相当問題があるのではないかと思う。決して守れないとか、堂々と守らなくとも何ともないとか、そんな法律がたくさんあるように思う。

法治国家では法律というものはいつでも速やかに直すものだ。現状のものは悪法であるが、「悪法であっても法は法である」というギリシャの昔に遡らなければならない。

この四月、ある大手企業の入社式でトップから「マニュアルを守るな」という訓辞があったという新聞記事があった。

この記事は間違いなのではないかと思う。何か前後の話が抜けて伝わったのではないかと思う。いくらなんでも大組織の長が言うべき内容ではない。「マニュアルを守るな」というのなら、「何故マニュアルなんか作ったの?」と言わざるを得ない。

皆が自分勝手なことをして立派な社会や組織になると考えている人がいるのだろうか。新聞が間違って報道したと信じたい。

この考えが進めば、日本から法律はいらないということになってしまう。興研では「間違ったマニュアルや規程は直ちに直すために提案しなさい」と言っている。そして間違っていると思っても、提案してそれが認められるまでは元のマニュアル通りにしなさいと言っている。

人間は必ず間違いを犯すものであるということを前提にしないと、とんでもない社会ができてしまう。

日本の官僚は本当に頭が良いと思う。「よくまあこういう解釈を考えつくものだ」といつも感心させられる。

役所そのものや先輩の無謬性を守ろうとするから無理な解釈が必要となってくる。ところが役所でまかり通るこの論理は普通では理解できない。

当たり前に考えて当たり前な判断ができるようにならないと世界には通用しない。

無謬性という馬鹿げた論理をさっさと引き降ろせば、もっともっと官僚自身が楽になるのだと思う。

今いる官僚が下せないような難しい判断はさっさと内閣に上げて、内閣に判断させてしまえばその責任はその時判断を下した政治家にいくではないか。

それを無理して官僚が判断を下そうとするから、判断ミスを隠さねばという事態になってしまう。

いつまでも隠し覆せればそれで良いが、思わぬところで発覚して妙な爆発の仕方をすれば、大衆のリンチに遭いかねない。

今のお役人達はそうした危険な中に身を置いているのだと思う。

外交や防衛や特殊なことを除けば、すべてをオープンにしてしまった方がどれだけ楽になるか。

一生懸命国民のことを考えた判断でも、悪意に取られてマスコミから吊るし上げを食い、挙げ句の果てに自殺者まで出してしまう。自分や同僚のことを考えたら「政治家達が下す馬鹿な考え」と分かっていても、内閣へ責任転換する方がよっぽど良いではないか。

そうなって初めて自分自身の選択がいかに大事かということが国民に分かってくる。

その結果、当たり前のことが当たり前に議論される国になる。

そうして議論された結論は、外国人だろうが何だろうが堂々と主張できるようになるではないか。

すべてを法律にとは言わないが、自分達はこうするんだということを明文化し主張する。ルールの支配する国になるのである。

ルールは固定化しない。いつでも皆が集まって不具合を直していく。公正で合理的であることを最終目標とするが、特定の期間は相手の状況に合わせて情状酌量したルールを作っても良い。

すべての人が新しい状態に馴染むには時間がかかるからである。

だから期限付きルールを大切にしたい。

期限を付けないと公正さが失われ、情状酌量をしないと共生は難しい。

3 創造の国になろう

ベンチャービジネスが新しい日本を造るのに欠かせないと主張されて久しい。

国が鳴り物入りでベンチャー育成策をとっている。

ベンチャーキャピタルを作ったり奨励資金を作ったり表彰制度を設けたり融資制度を作ったり。

ベンチャー育成に目がいっていることは良いことだと思う。

だがベンチャー育成の本質はそんなところにはないと思う。

ベンチャー企業はもちろんお金も必要であるし、他の経営資源も必要かもしれない。

しかしそれは本質的な問題ではない。

ベンチャーにとってもっとも必要なことは、正しく評価して、良いものは購入してもらうことである。

日本ほどブランドが重要な国はない。

人々の多くが物の良し悪しよりブランド名で判断しているからである。

そして真実がどうかより、権威者がどう評価したのかという方がはるかに影響力がある。

どの分野でも権威者になるためには大変な努力がいる。

本筋の努力なら良いのだが、付き合い方とか、時にはお金とか地縁血縁とか同窓であるとか、大変な気働きをしないと権威者の後継者にはなれない。

そうした血みどろに近い努力をしていったん権威者になったらしめたもの、よほどのことがない限り権威者のままでいられる。

弟子の仕事を横取りする大学教授などゴマンといる。

ここでも権威者の無謬性が出てきて無理な論理がまかり通る。

この権威主義こそ創造をむしばむものはない。

ベンチャーを育てるには「普通のことは普通に考える」「当たり前のことが当たり前に判断される」社会を実現することが必要なのだ。

偉い学者が出てきて、「これはすごい発明だ」などと権威づけてくれることくらい意味のないことはない。

こういうことをしていると、その権威者の顔色ばかりを見たものしか造らなくなる。

（とはいうものの、もし興研にそういう機会があったら、私はさっさとそれを受けることになるだろう。何しろ今のところその方が得をするのだから。私は自分の主張を曲げないためにわざわざ損をする道を選ぶほど立派な人間ではないので）

多分日本もアメリカ同様、日常品の大部分を外国から輸入する国になるのだろう。

そんな時に日本にしかない製品の輸出ができる国になっていないと、円の大下落そしてハイパーインフレーション、挙げ句の果てに四流五流の国に転落していきかねない。

軍事力で脅かして資金を世界中から集める芸当は日本にはできないからである。

そのためにはどんな制度の導入よりも権威主義を止めること、本音で語れること、良いものは良いと評価する社会を作ることの方が何百倍も大事なことであると思う。

ひとマネでない経営

2002年6月10日第1版第1刷発行

編　著――――「財界」編集部

発行者――――村田博文

発行所――――株式会社財界研究所

［住所］〒100-0014東京都千代田区永田町2-14-3赤坂東急ビル11階
［電話］03－3581－6771［FAX］03－3581－6777
【関西支社】〒530－0047大阪市北区西天満4－4－12近藤ビル
［電話］06－6364－5930［FAX］06－6364－2357
［郵便振替］00180－3－171789
［URL］http://www.zaikai.jp

装丁・本文デザイン－中山デザイン事務所

イラストレーション―三品隆司

印刷・製本―――図書印刷株式会社

ISBN4-87932-025-0　定価はカバーに印刷しております。